Se préparer à mon **opération**

Préparer les enfants à l'anesthésie

Ce livre appartient à

____

Écrit par la Dr Fei Zheng-Ward

Illustré par Moch. Fajar Shobaru

Identifiants : ISBN 979-8-89318-205-7 (eBook)
ISBN 979-8-89318-206-4 (Livre de poche)

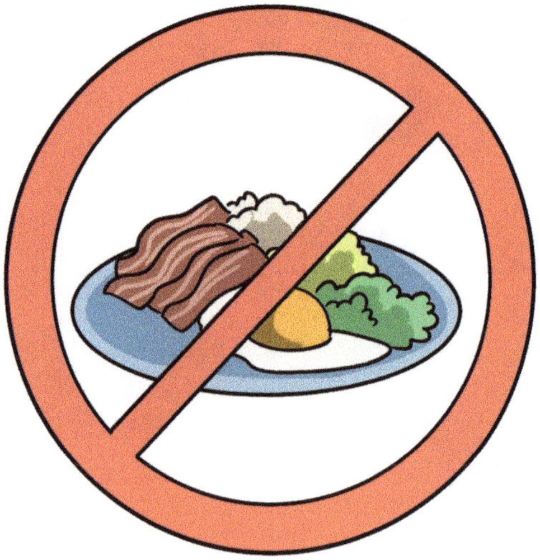

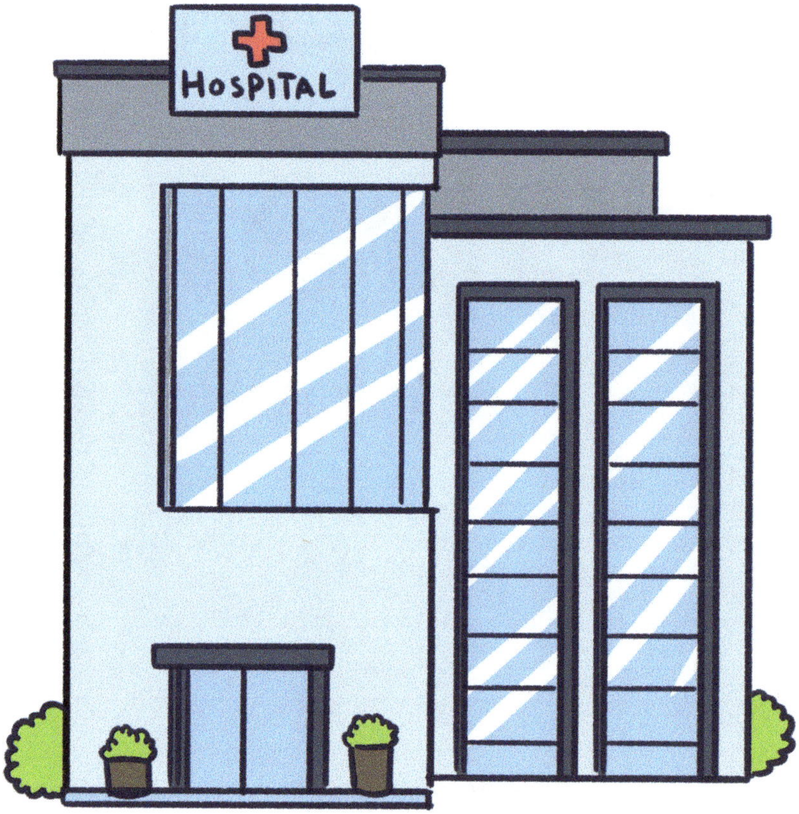

Le jour de ton opération, tu ne prendras pas de petit-déjeuner et te rendras à l'hôpital.

Tu peux apporter ton jouet ou ta couverture préférée.

Tu auras peut-être un peu peur ; ce n'est pas grave.

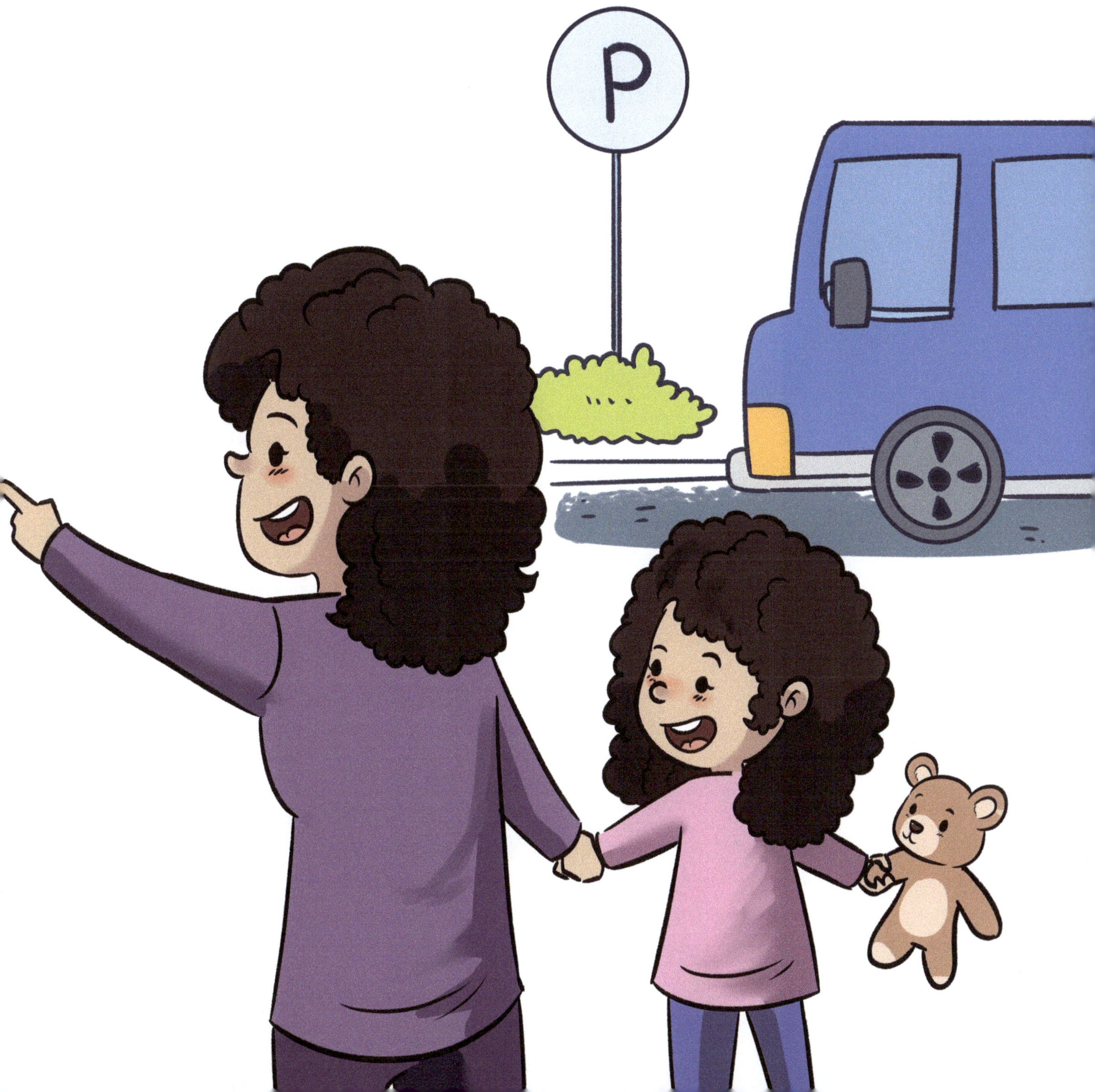
P

Tu t'enregistreras à l'hôpital et tu donneras ton nom et ta date de naissance.

Ensuite, on te remettra un bracelet spécial.

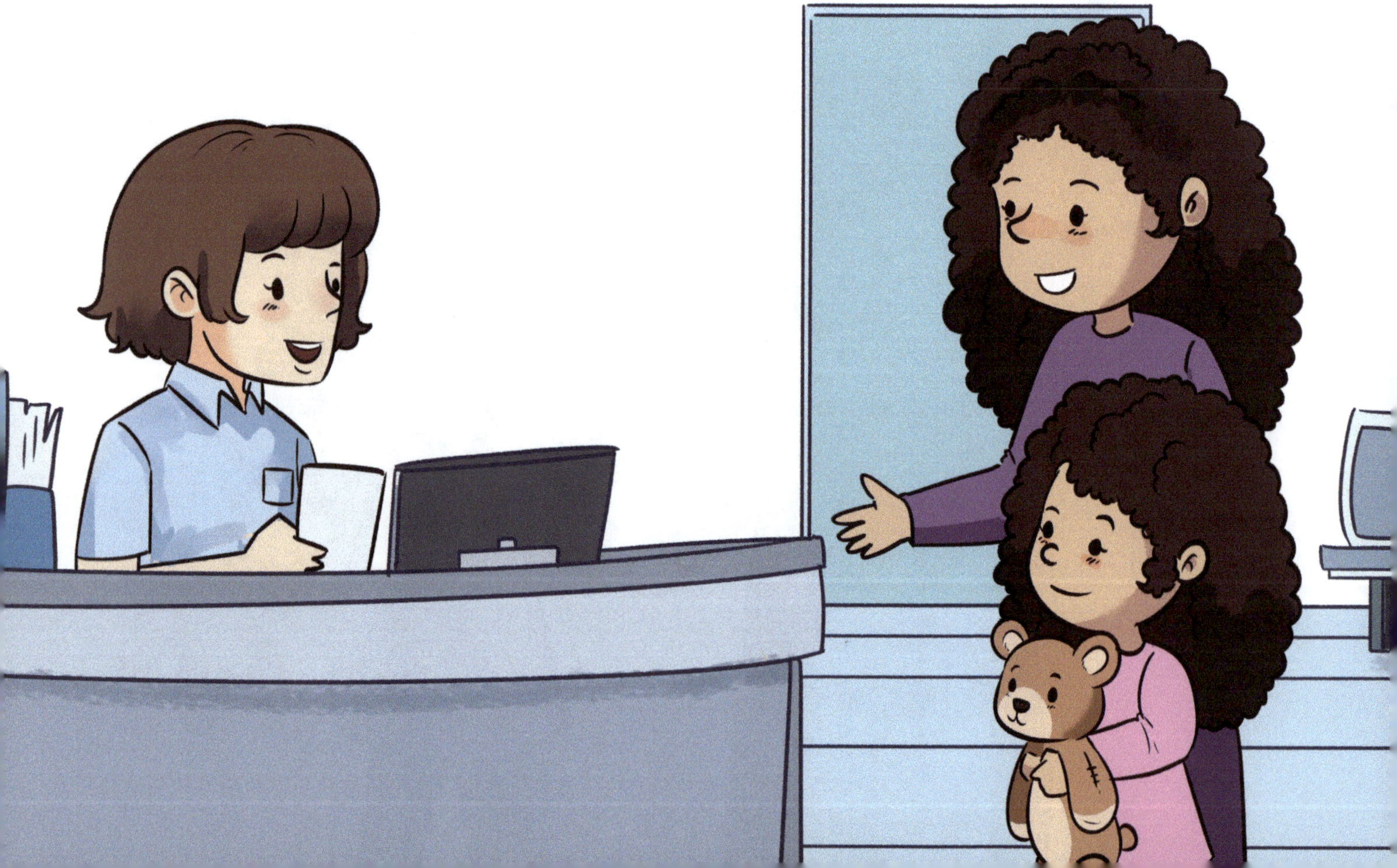

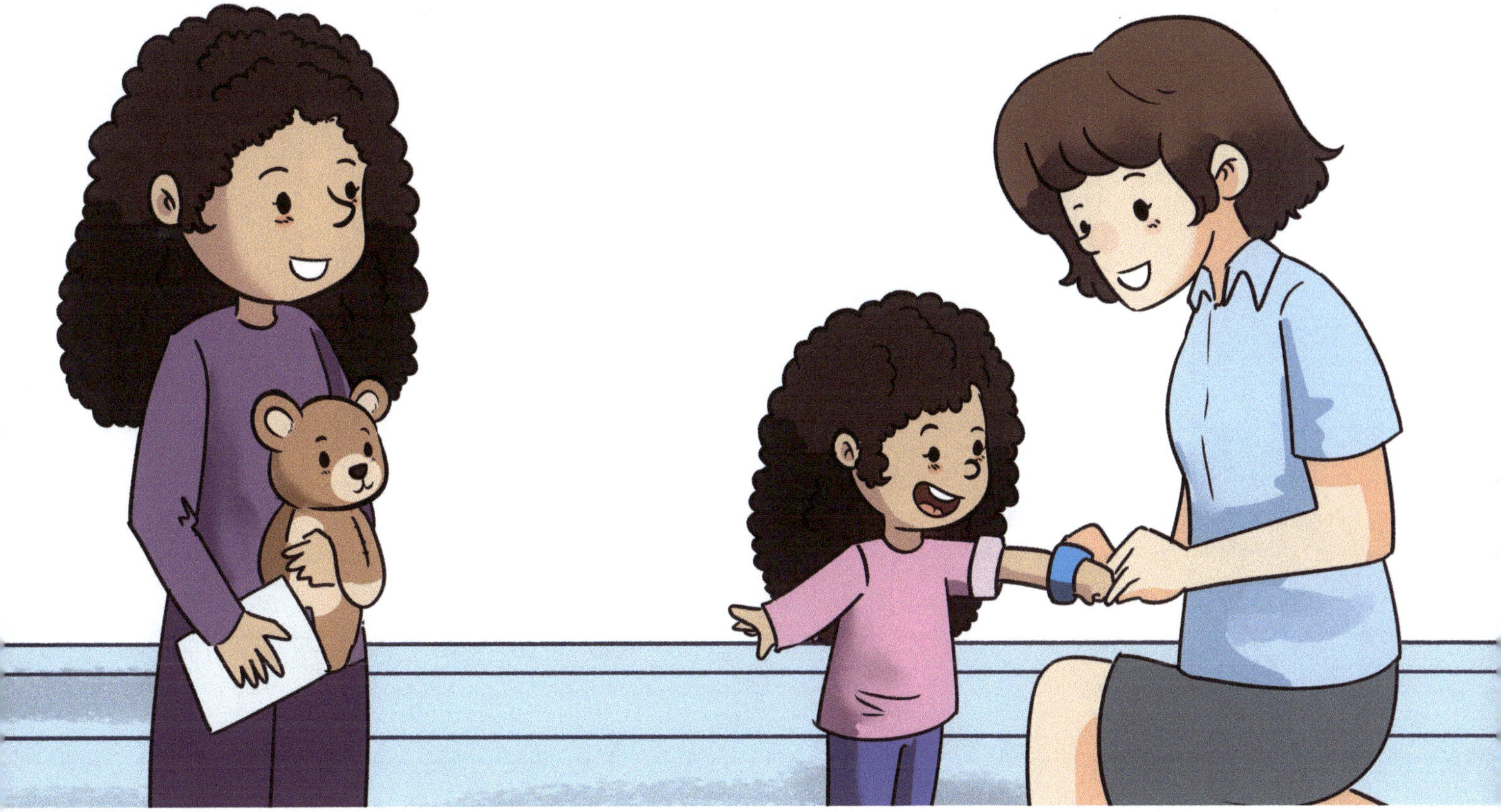

Désormais, tout le monde connaîtra ton nom.

De quelle couleur sera ton bracelet ?
Entoure la couleur de ton bracelet ci-dessous.

Rouge Vert Jaune Bleu Rose Orange Violet

Noir Blanc Autre : ___________

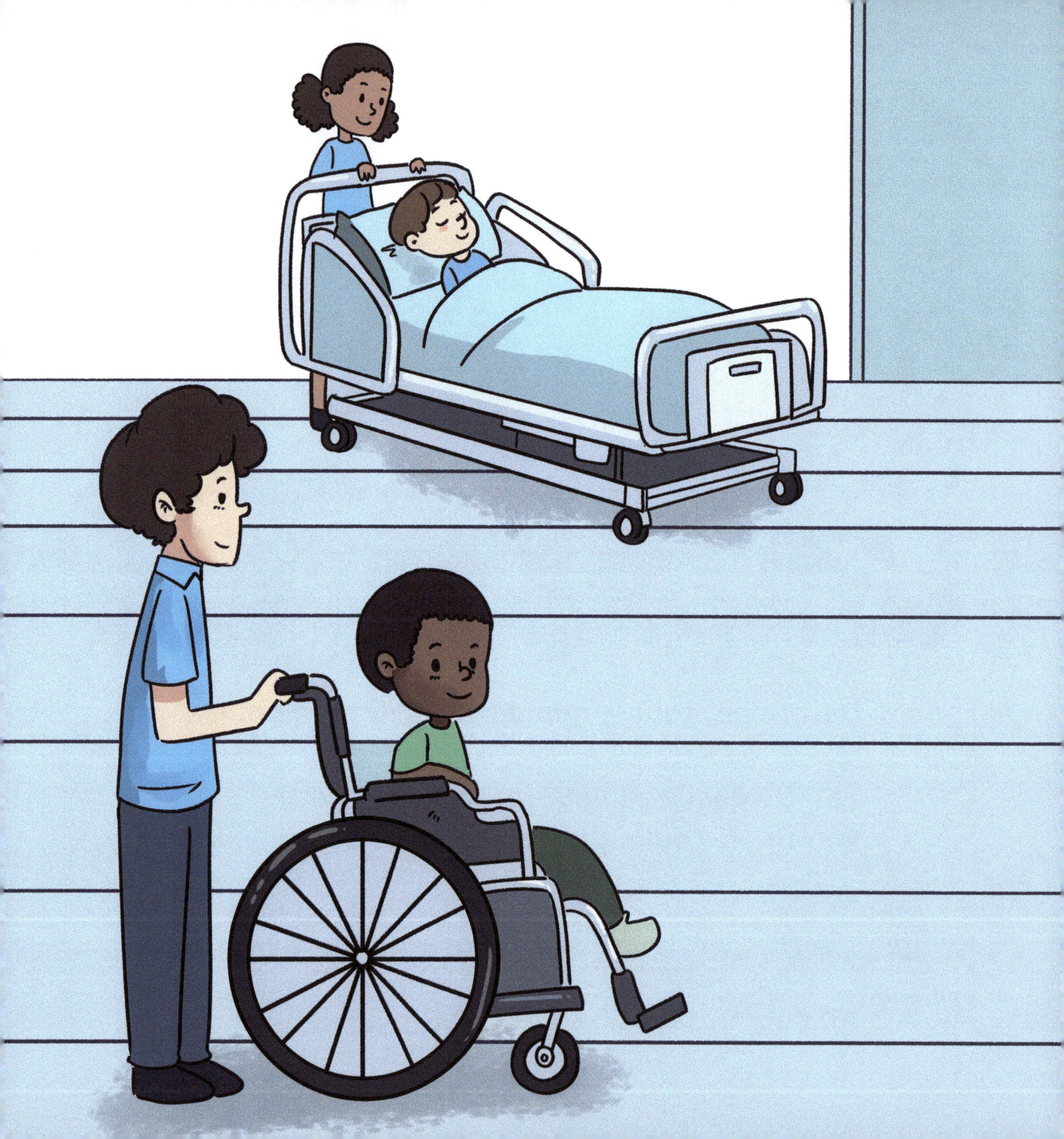

Lorsque vous êtes à l'hôpital, pouvez-vous repérer les objets suivants ?

1. Blouse blanche
2. Stéthoscope (utilisé pour écouter votre cœur, vos poumons et votre ventre)
3. Gants
4. Lit à roulettes
5. Fauteuil roulant

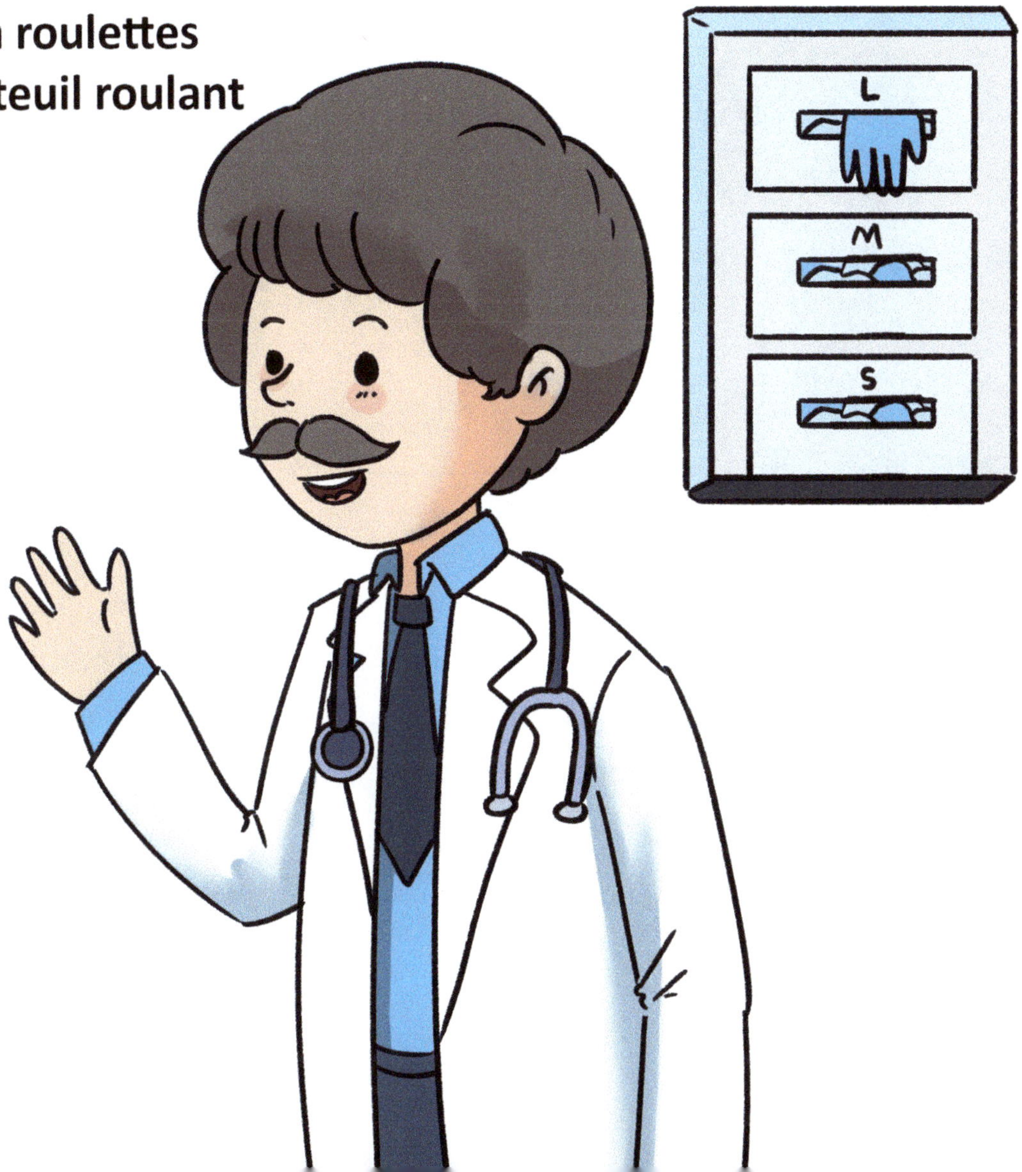

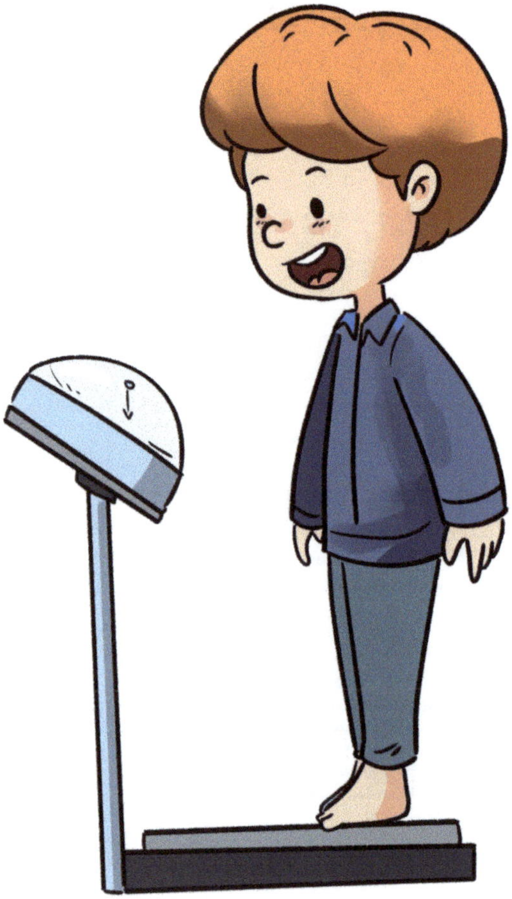

Savez-vous quelle est votre taille ?

Je pèse :

____

Ma taille est de :

____

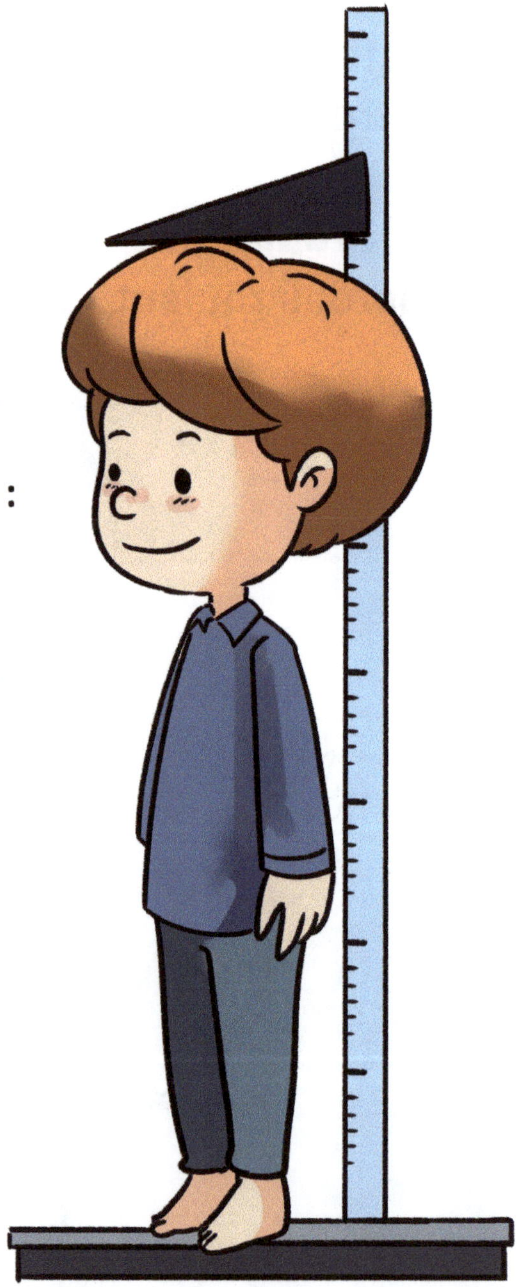

Ils vérifieront votre poids et votre taille avant de vous préparer.

Savez-vous combien vous pesez ?

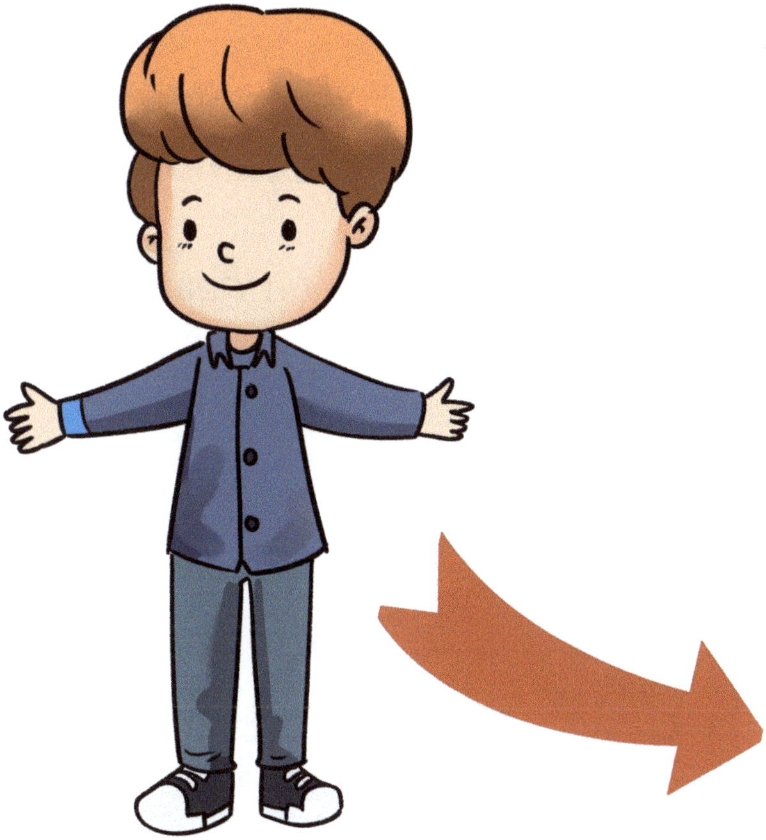

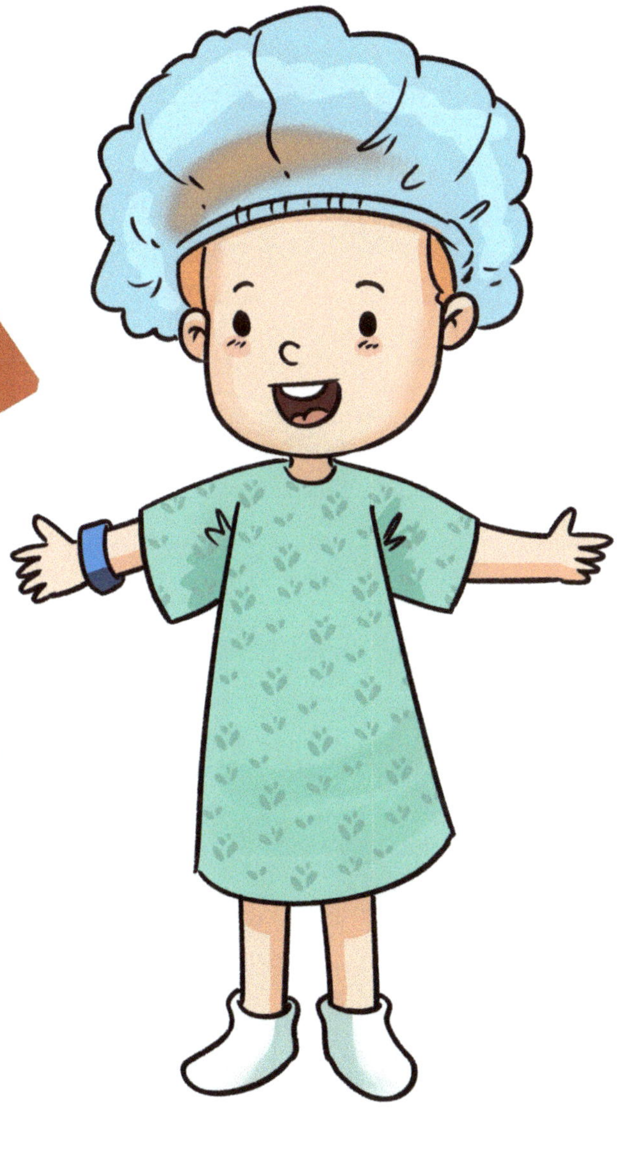

Tu vas enfiler une tenue propre, mettre un bonnet, une blouse (qui ressemble à une cape de super-héros portée à l'envers) et des chaussettes.

L'infirmière placera un brassard de tensiomètre autour de votre bras ou de votre jambe. Le brassard vous serrera TRÈS fort.

N'oublie pas de rester immobile pendant qu'on t'examine.

Es-tu prêt(e) ?

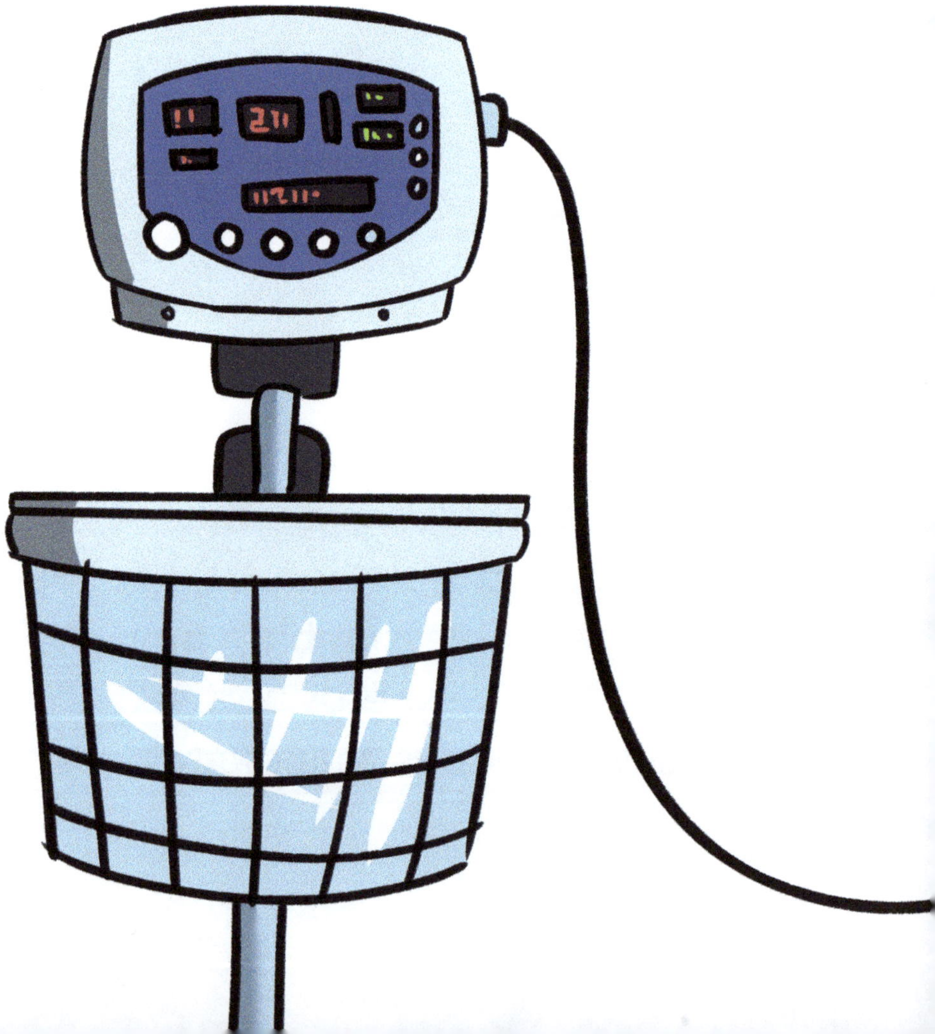

Mes signes vitaux sont :

Température

____

Tension artérielle

______/______

Fréquence cardiaque

______ **fois par minute**

Respiration

______ **fois par minute**

Taux d'oxygène

________ **%**

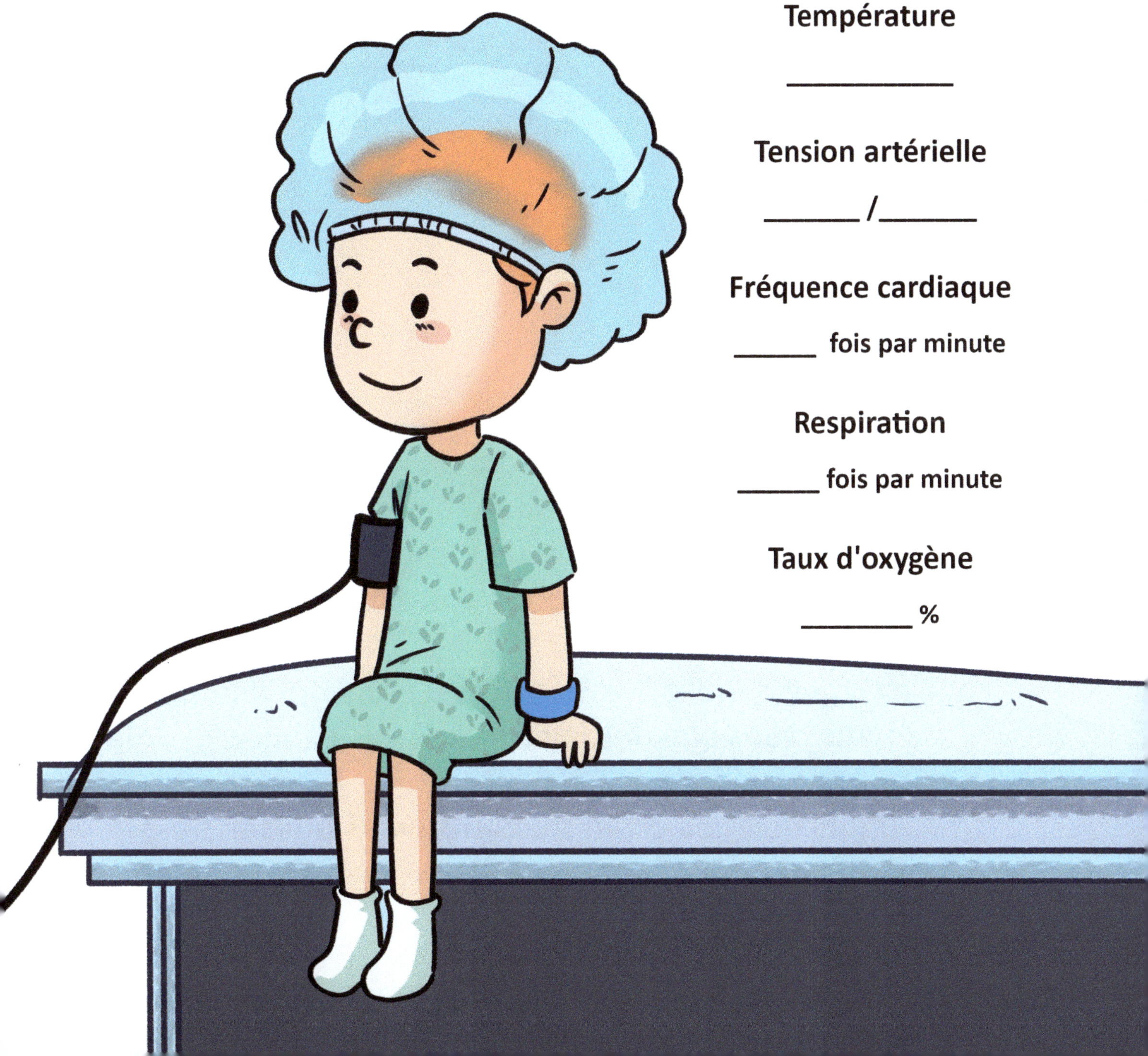

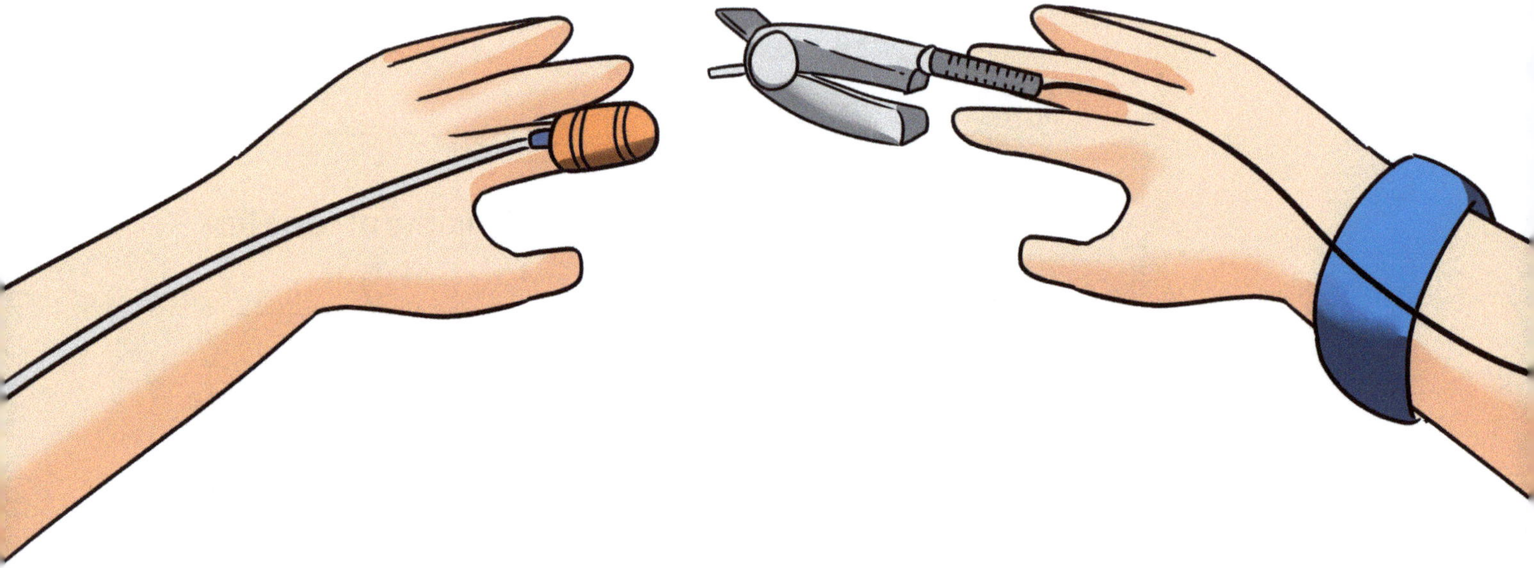

YVotre infirmière apposera un ruban adhésif semblable à un pansement ou une pince sur votre doigt ou votre orteil afin de mesurer la quantité d'oxygène présente dans votre organisme.

L'oxygène permet à votre corps de fonctionner afin que vous puissiez faire ce que vous aimez.

Quel doigt ou orteil souhaitez-vous utiliser ?

Vos médecins et infirmiers, toujours à votre écoute, viendront vous parler.

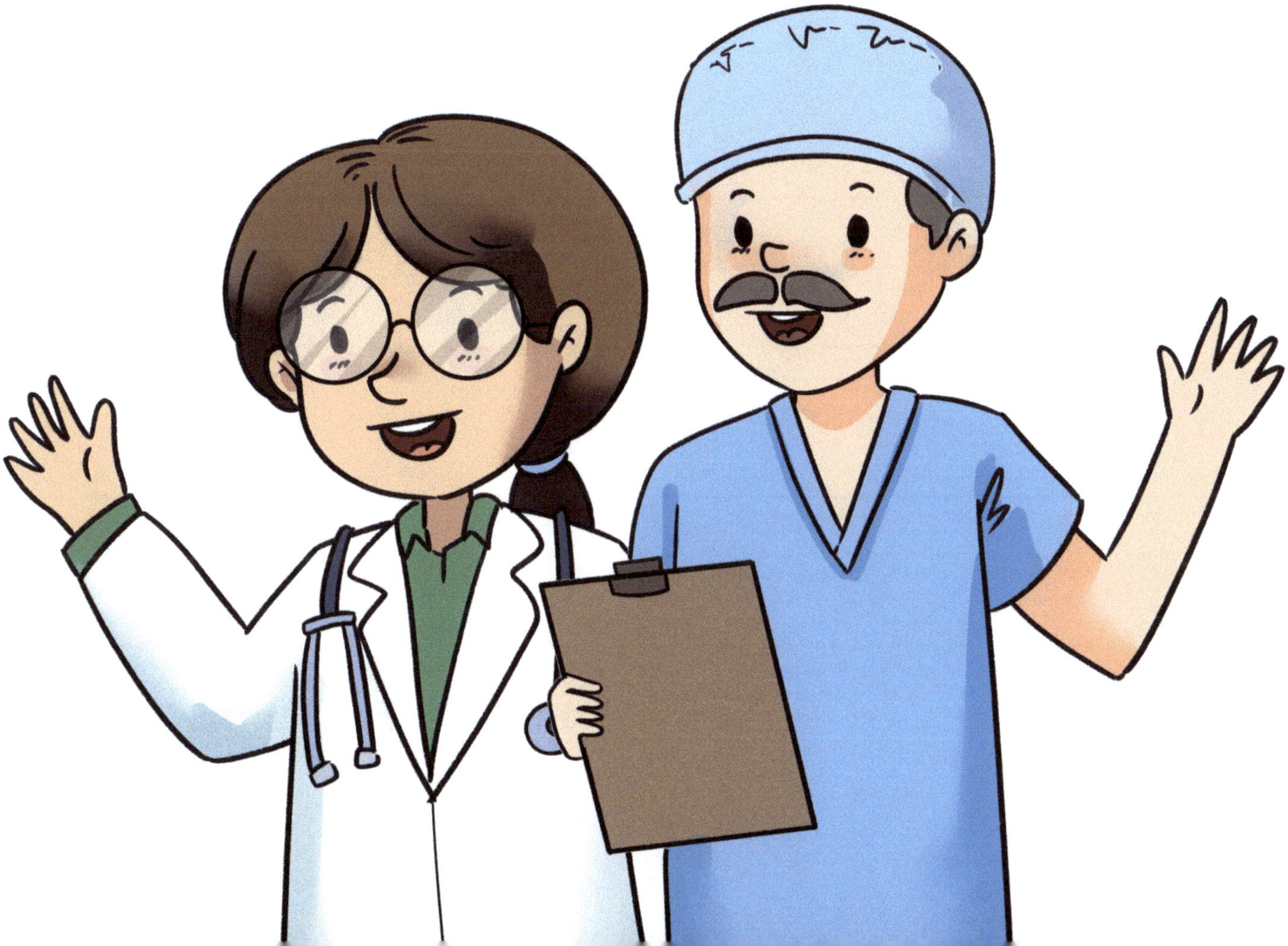

Ils écouteront peut-être votre cœur, vos poumons et votre ventre pour s'assurer que vous restez en bonne santé.

Si vous avez des questions à poser à vos médecins et infirmiers, veuillez les noter ci-dessous.

____

____

____

____

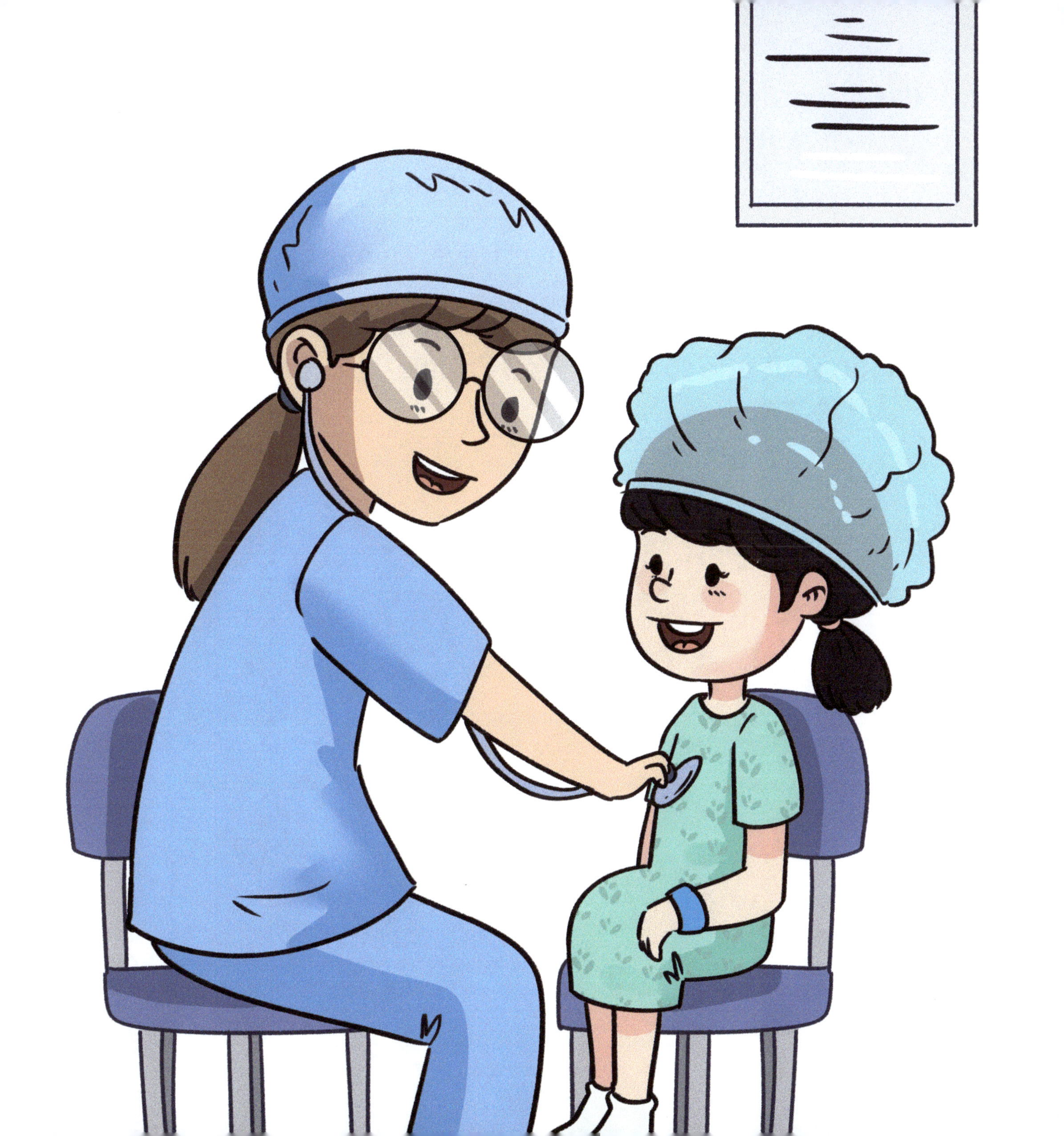

Ils vérifieront même tes dents et te demanderont de dire « Aaah ». Si tu as des dents qui bougent, n'oublie pas de leur en parler.

Si tu te sens nerveux ou effrayé, ce n'est pas grave.

N'oublie pas que tu es la star du spectacle, et que tout le monde veut que tu te sentes à l'aise et que tu ailles mieux.

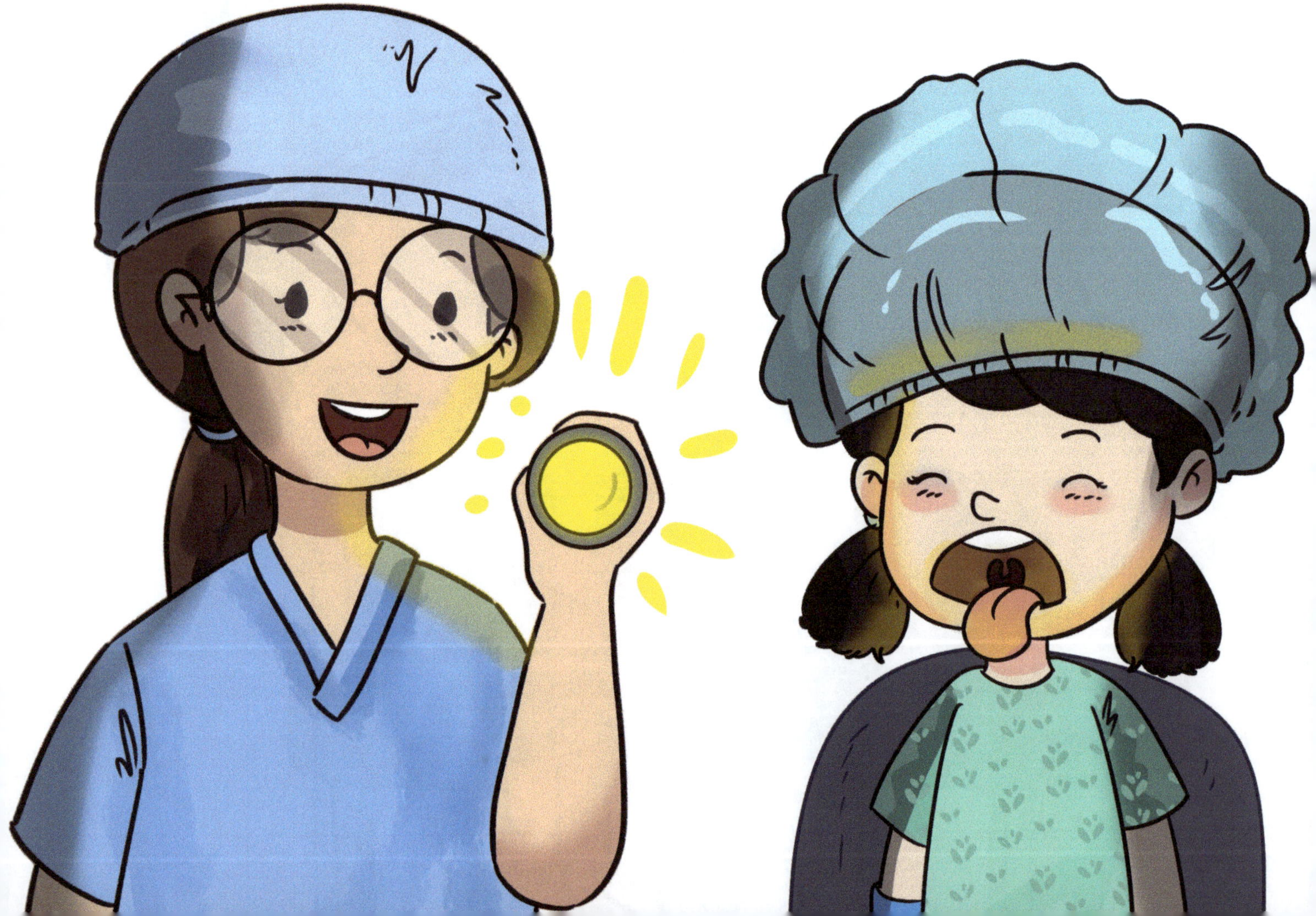

On te donnera peut-être un médicament spécial au goût sucré pour t'aider à te sentir plus calme.

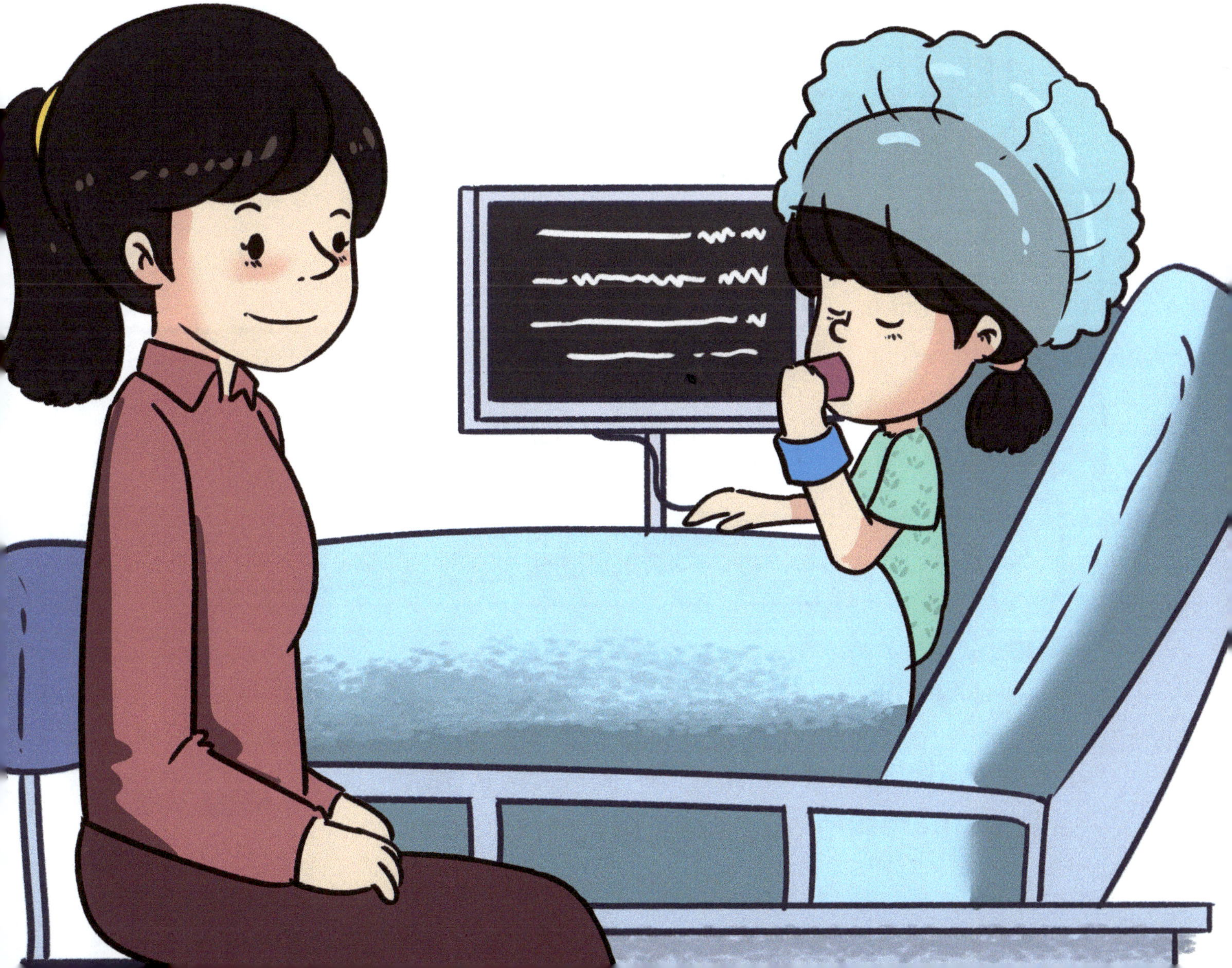

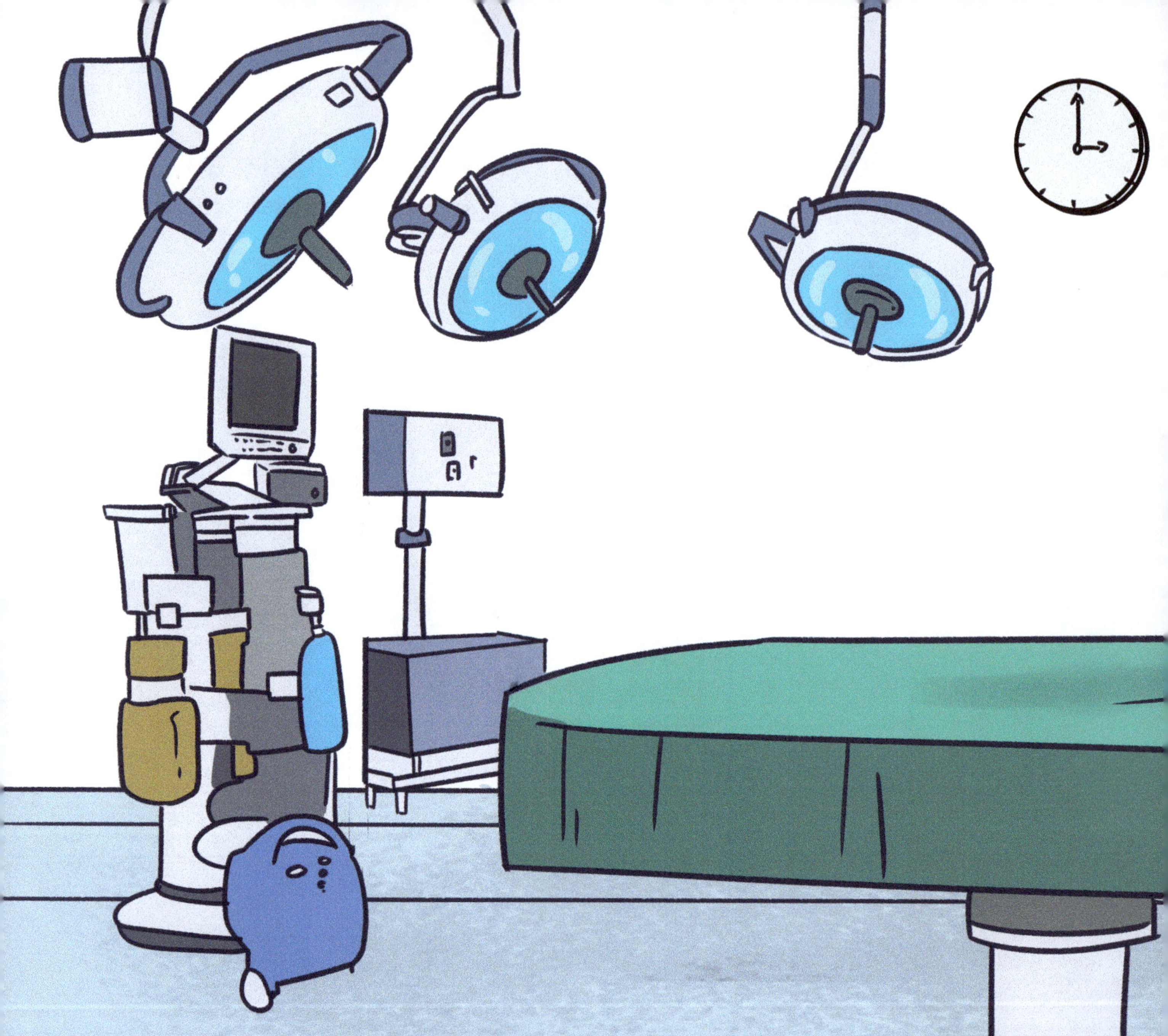

Il est maintenant temps de te rendre dans la salle d'opération qu'ils ont préparée pour toi.

Peux-tu repérer les objets suivants dans la salle ?

1. Des lumières vives suspendues au plafond
2. Des personnes portant des masques
3. Un lit douillet dans la salle, rien que pour toi
4. Un ordinateur
5. Une horloge

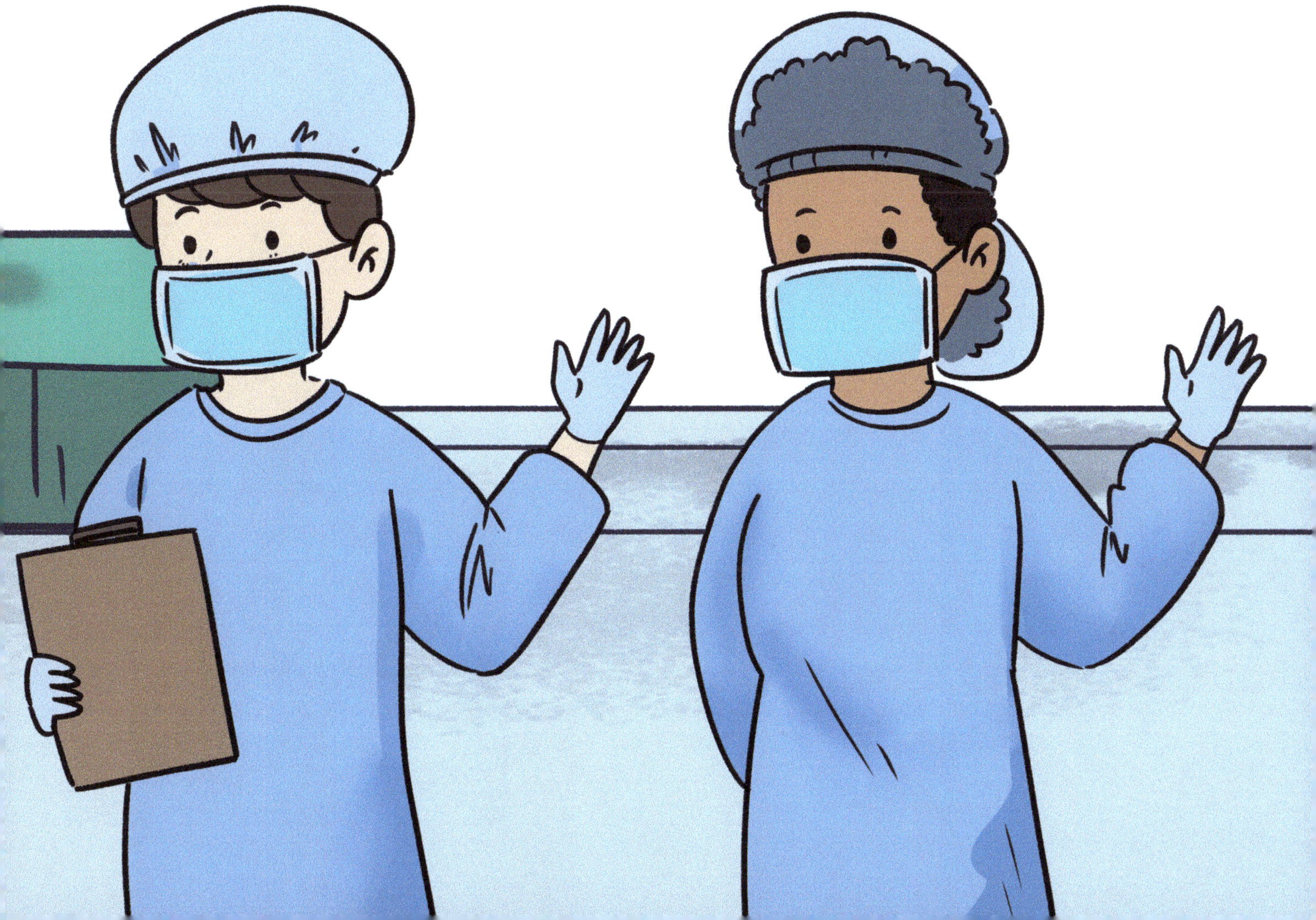

Une fois que vous serez allongé sur le lit au centre de la chambre, ils vérifieront à nouveau votre cœur, vos poumons, votre respiration et votre tension artérielle.

Tu es tellement courageux !

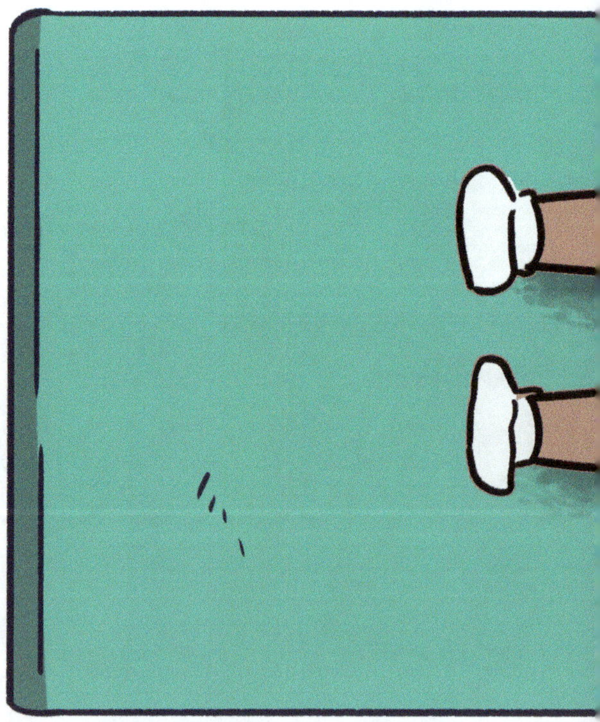

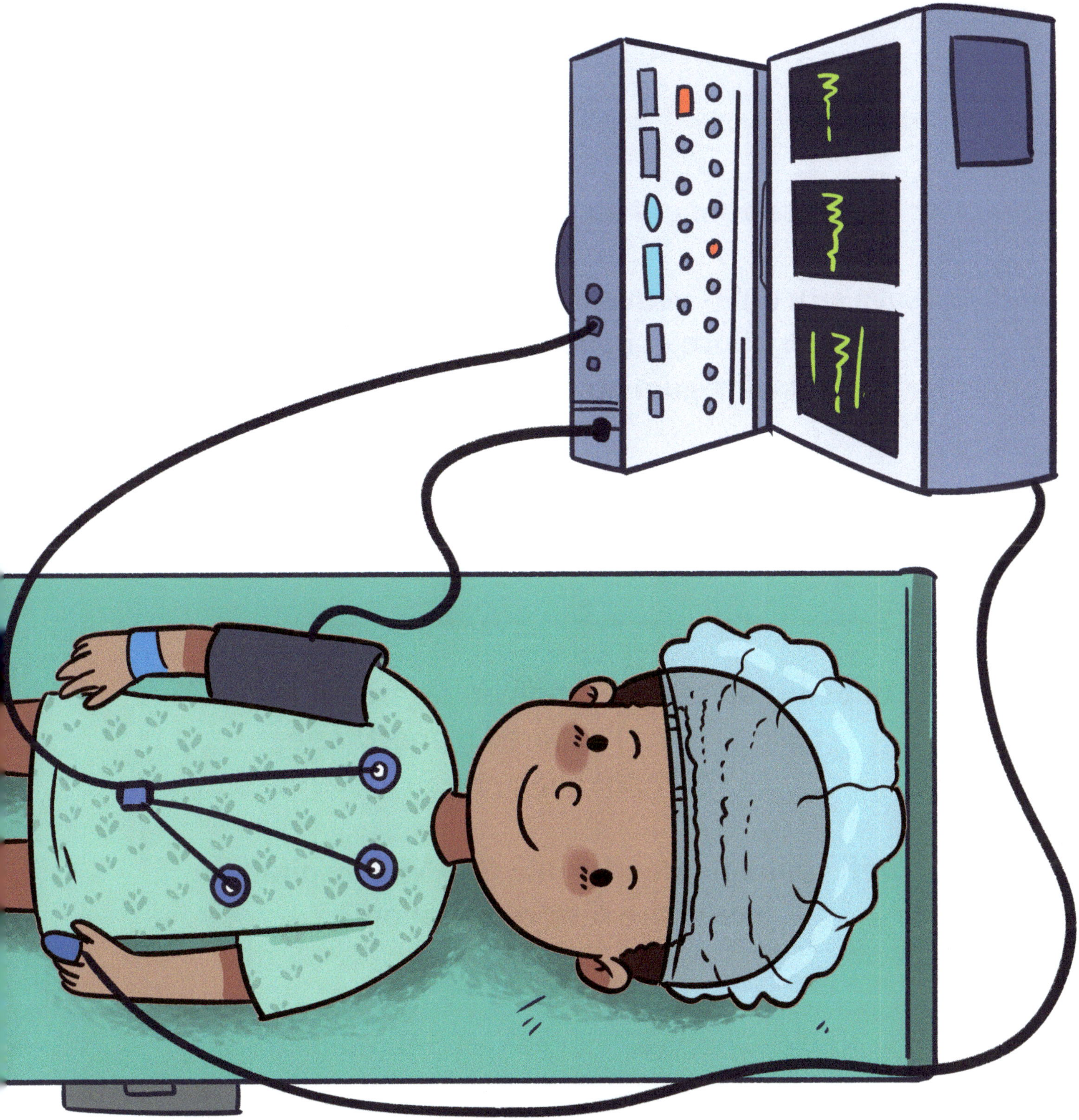

On te donnera un masque pour respirer.

Savais-tu qu'ils peuvent donner à ton masque une odeur douce et délicieuse, comme celle du chewing-gum ou de ton fruit préféré ?

Dessine ou écris l'odeur que tu aimerais :

____

Tu peux voir ta respiration en regardant le gros ballon relié à l'appareil d'anesthésie.
Plutôt cool, non ?

Défi : peux-tu prendre une GRANDE inspiration pour faire rétrécir le ballon ?

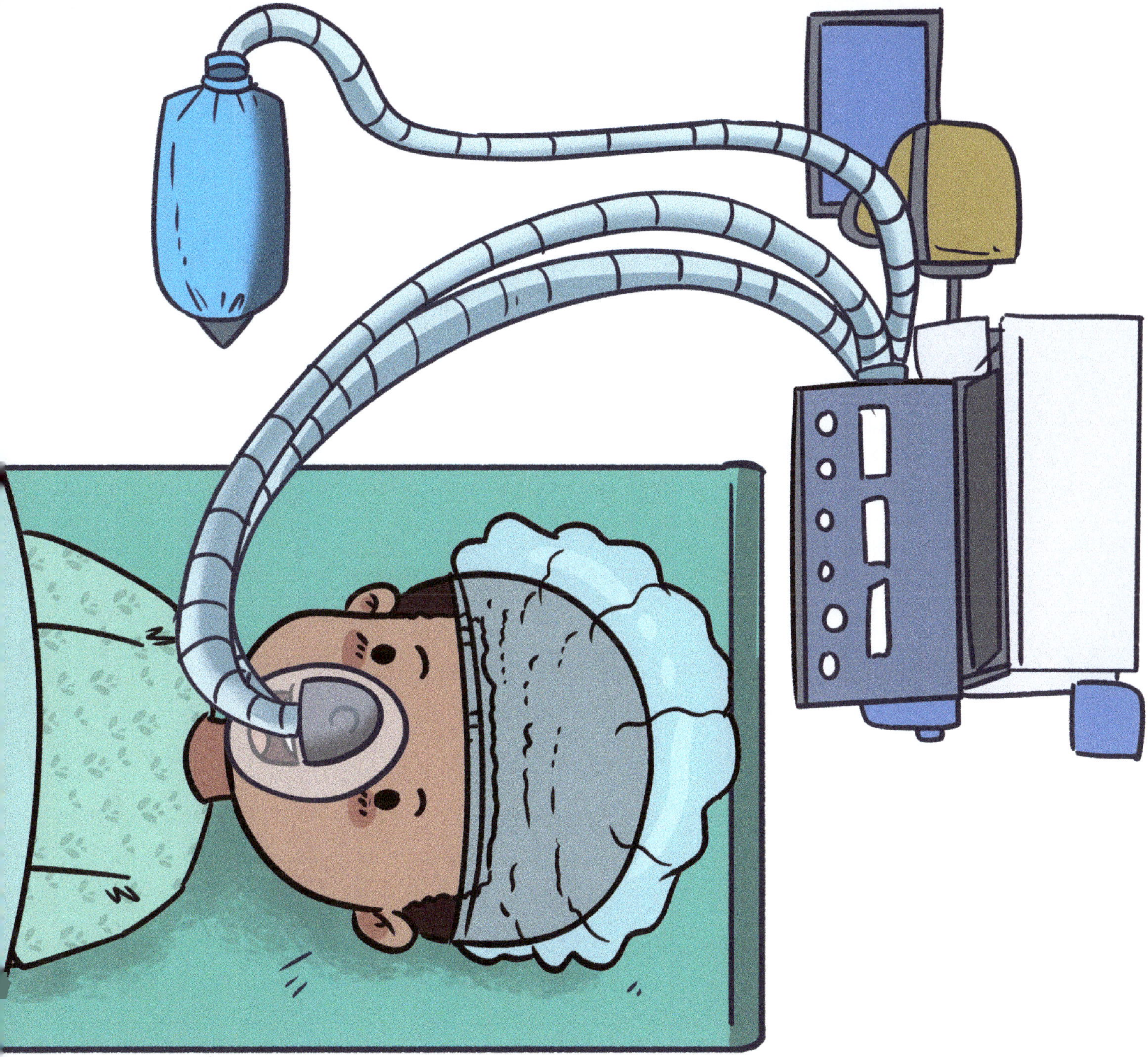

Ton équipe médicale va te donner du
« gaz hilarant » à respirer.

Sais-tu pourquoi on l'appelle « gaz hilarant » ?

Parce qu'il te fait rire, te donne l'impression
d'être un peu bête, te rend joyeux et te détend !

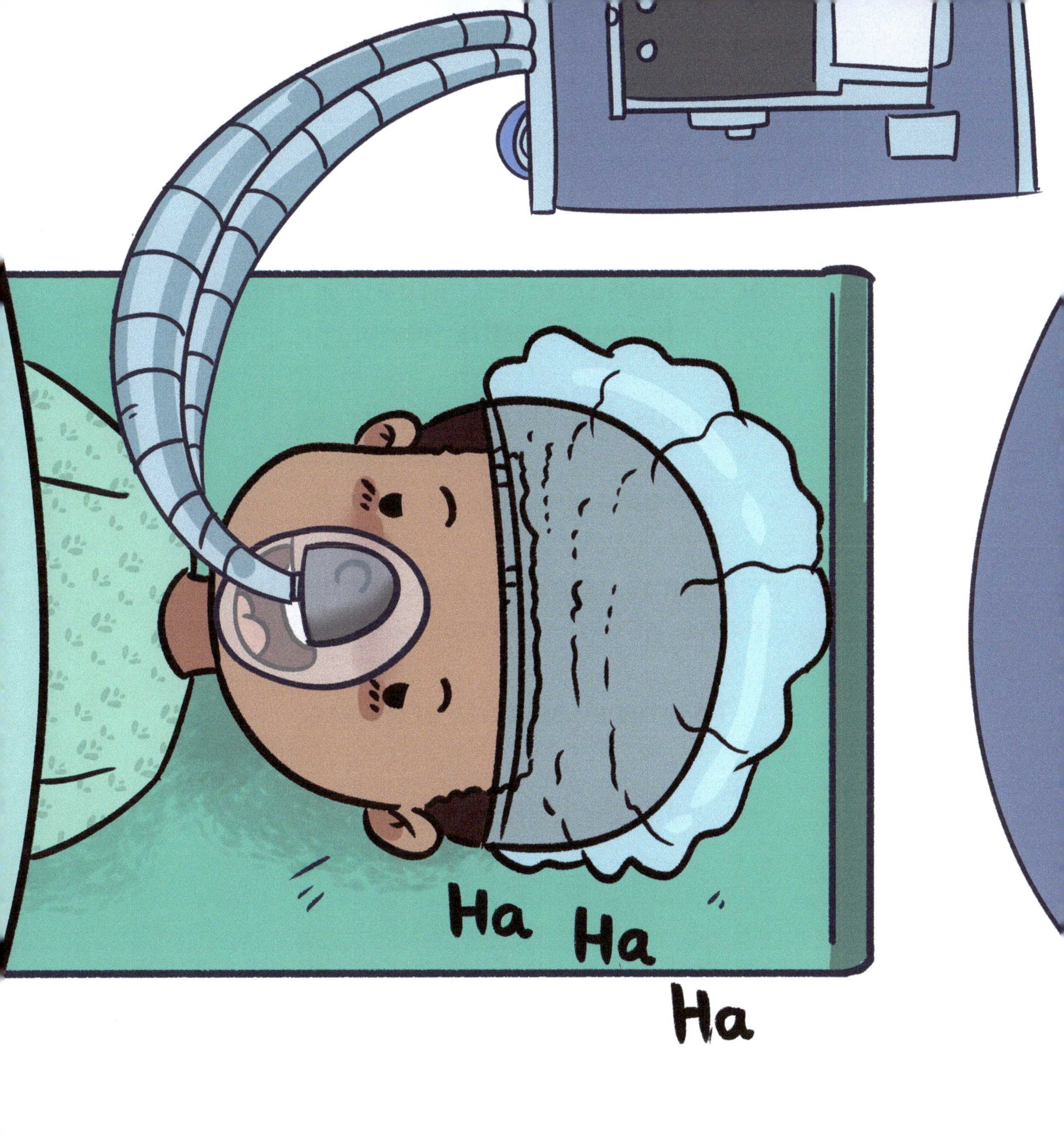
Ha
Ha
Ha

Bientôt, tu auras sommeil et tu auras envie de faire une petite sieste.

Tu peux déjà choisir un joli rêve.

De quoi aimerais-tu rêver ?

Ton opération se déroulera pendant que tu seras en plein rêve, et tu ne sentiras absolument rien !

Tu seras en sécurité et à l'aise.

Fais de beaux rêves...

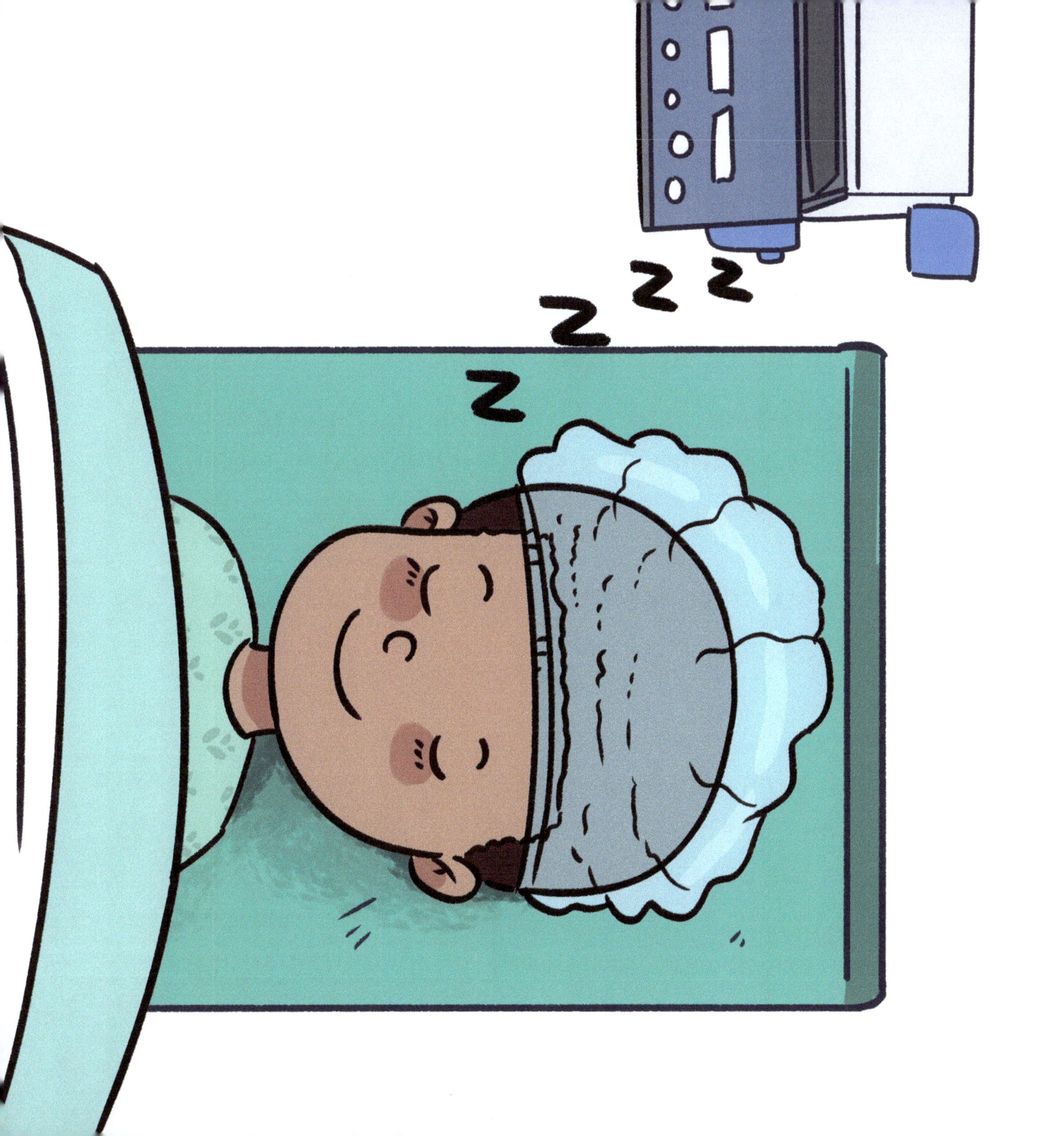
Z Z Z Z

À votre réveil, l'opération sera terminée et vous ressentirez peut-être une certaine gêne.

Mais ne t'inquiète pas, on te donnera un médicament spécial pour que tu te sentes mieux. Il te sera administré par le petit tube en plastique que tu as dans le bras ou la jambe. Ce tube a été mis en place pendant que tu dormais.

FAnecdote amusante : les tubes en plastique (également appelés perfusions) existent en différentes couleurs, comme le jaune, le bleu, le rose, le vert, le gris et l'orange.

Quelle couleur auras-tu ?

Qu'est-ce qui t'aidera à te sentir mieux et plus à l'aise après ton opération ?

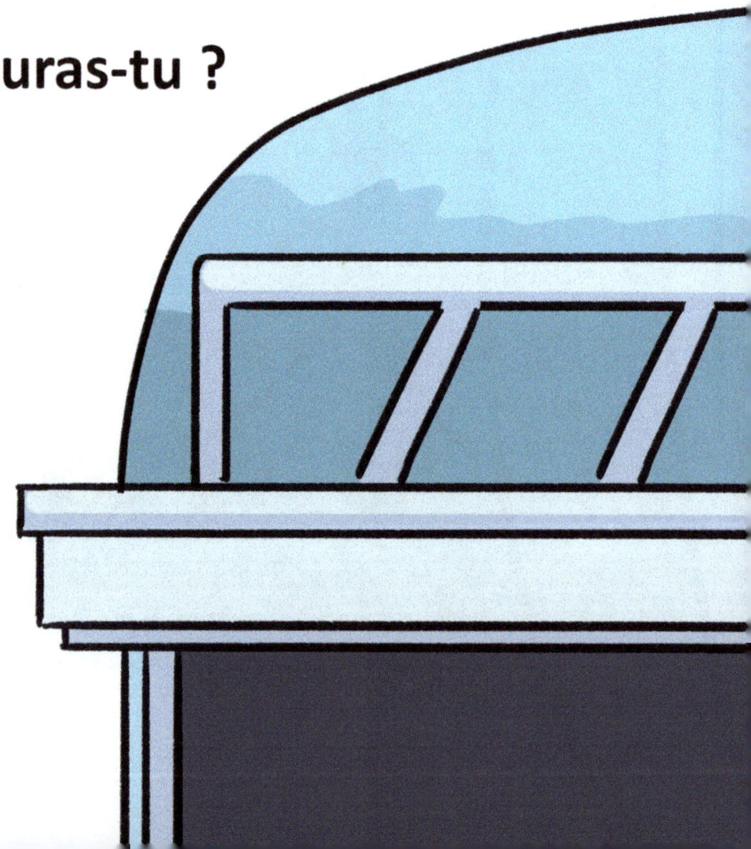

Après l'opération, il est fréquent que les enfants se sentent désorientés, confus ou irritables, et qu'ils pleurent, sanglotent, donnent des coups de pied, crient ou se débattent.

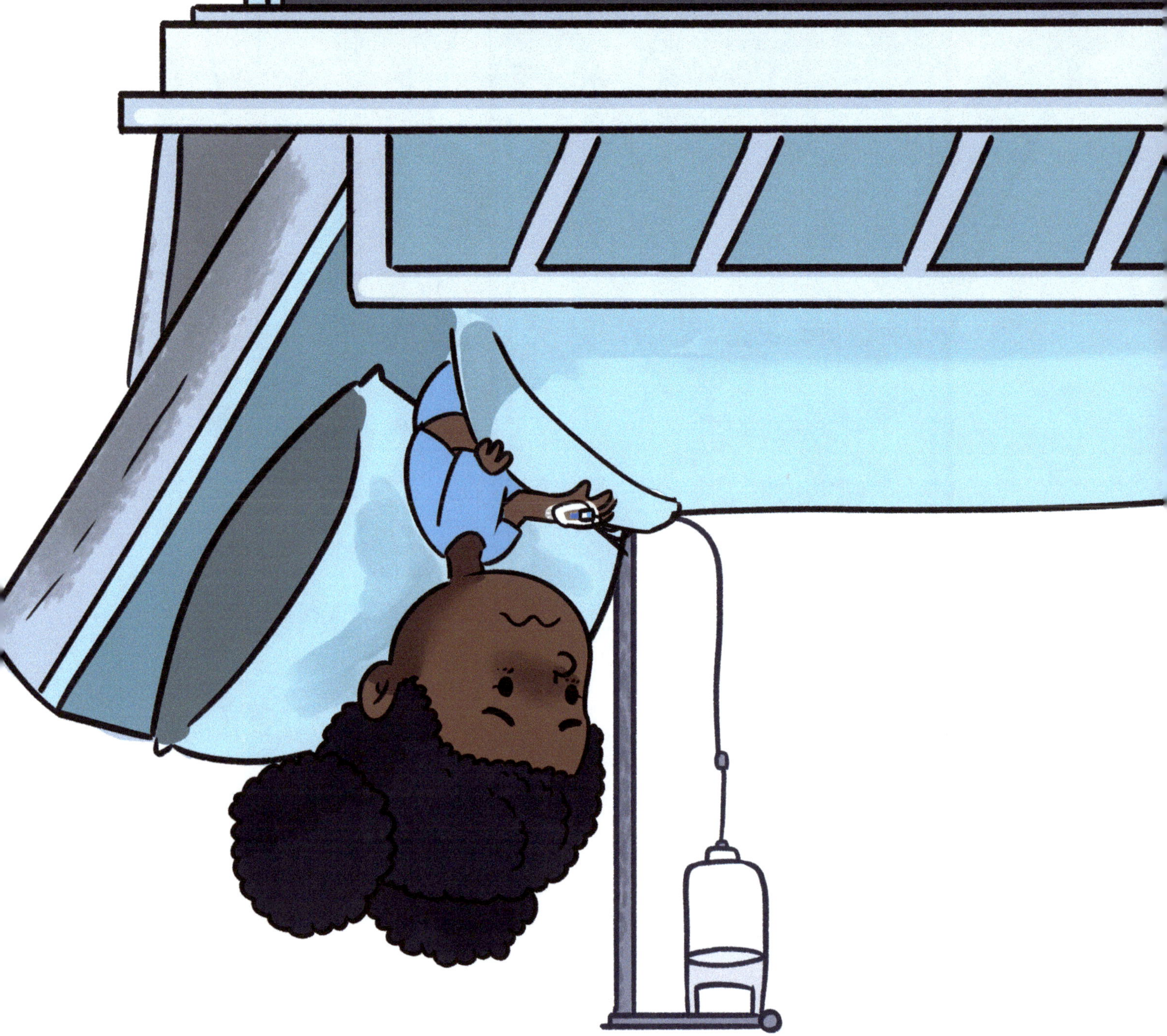

Tout le monde verra à quel point tu as été courageux.

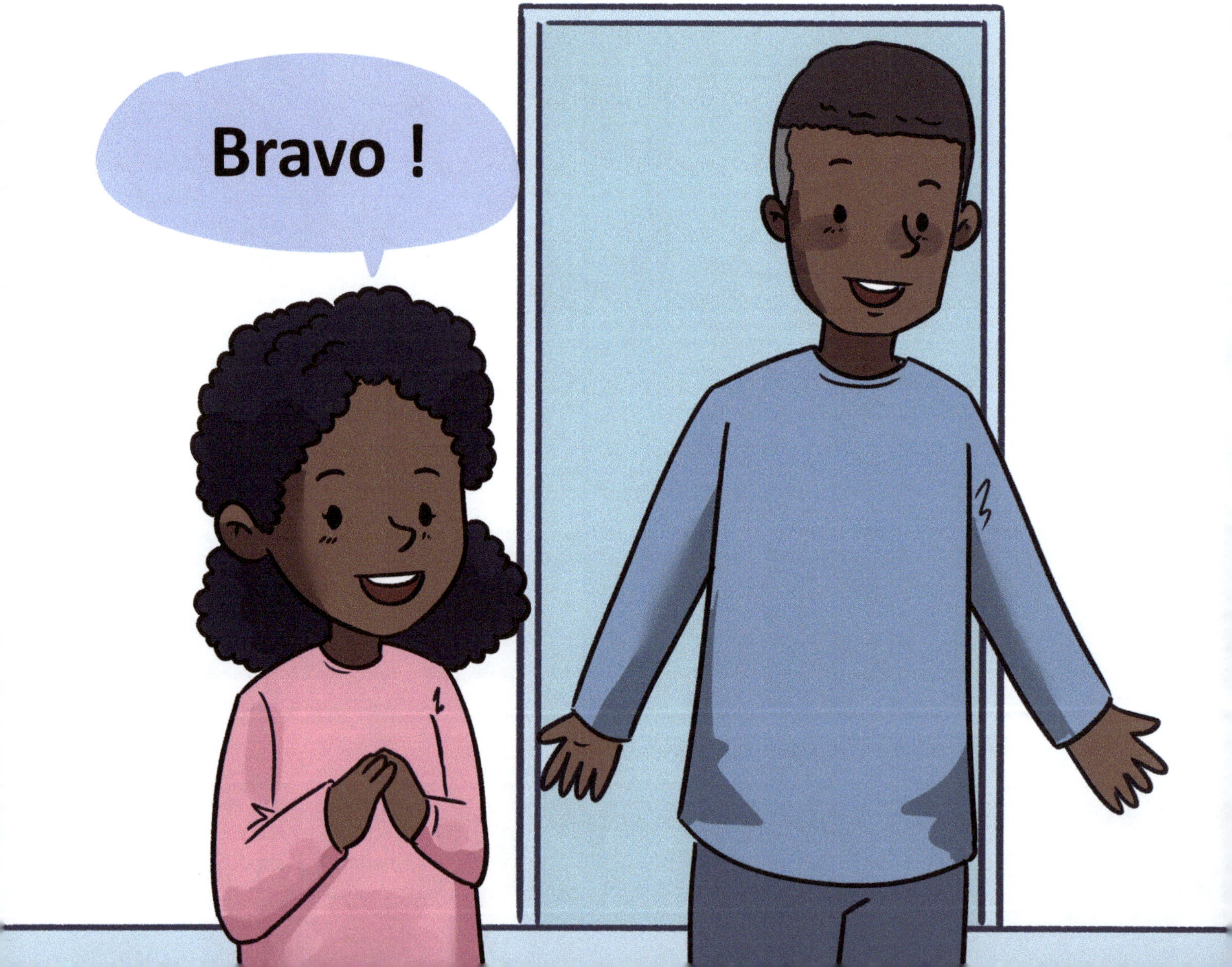

Quand tu te sentiras assez bien, tu pourras boire un peu de jus de fruits ou manger un en-cas.

Qu'est-ce que tu aimerais manger après ton opération ?

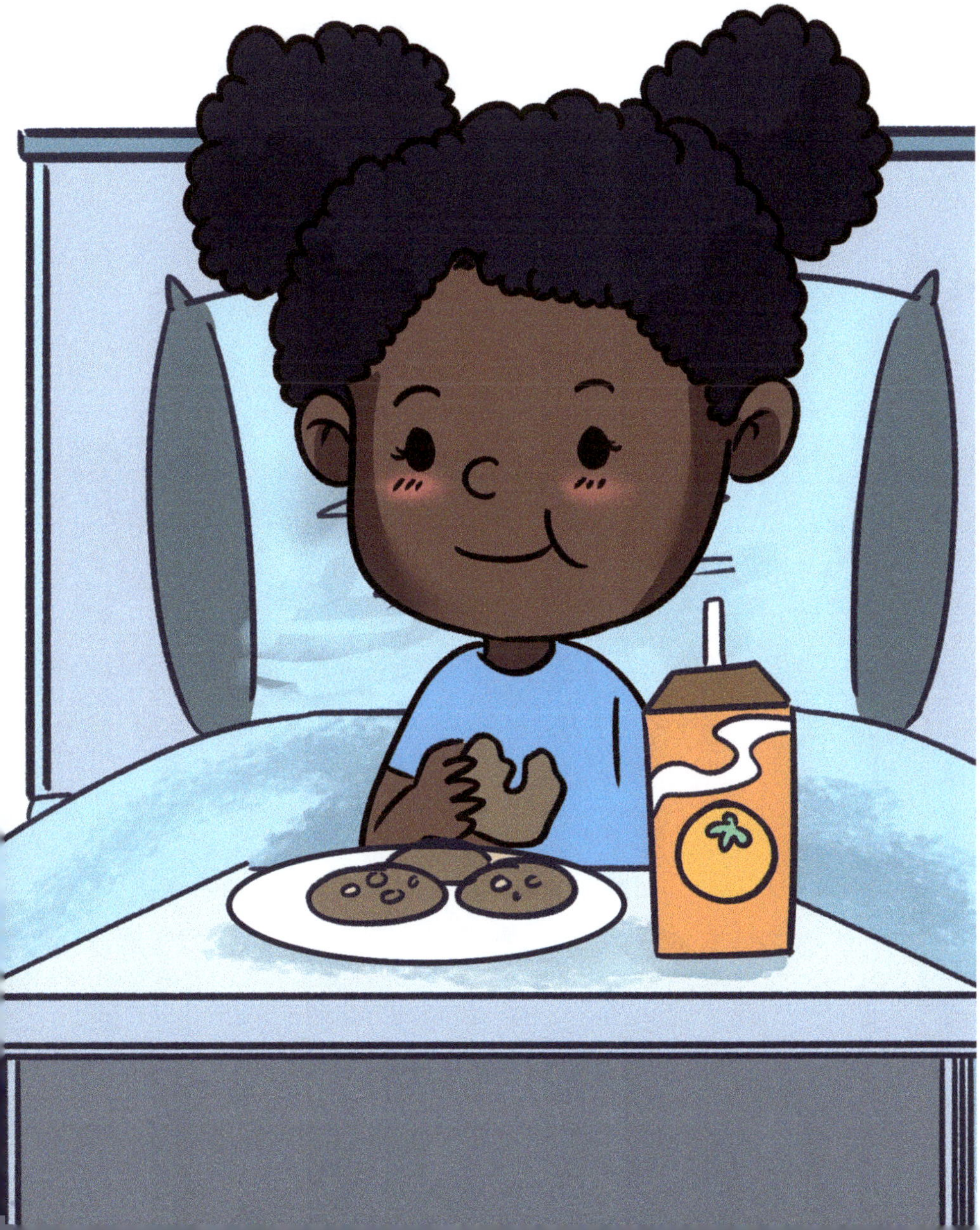

Faites votre liste ici :

____

____

____

____

____

____

____

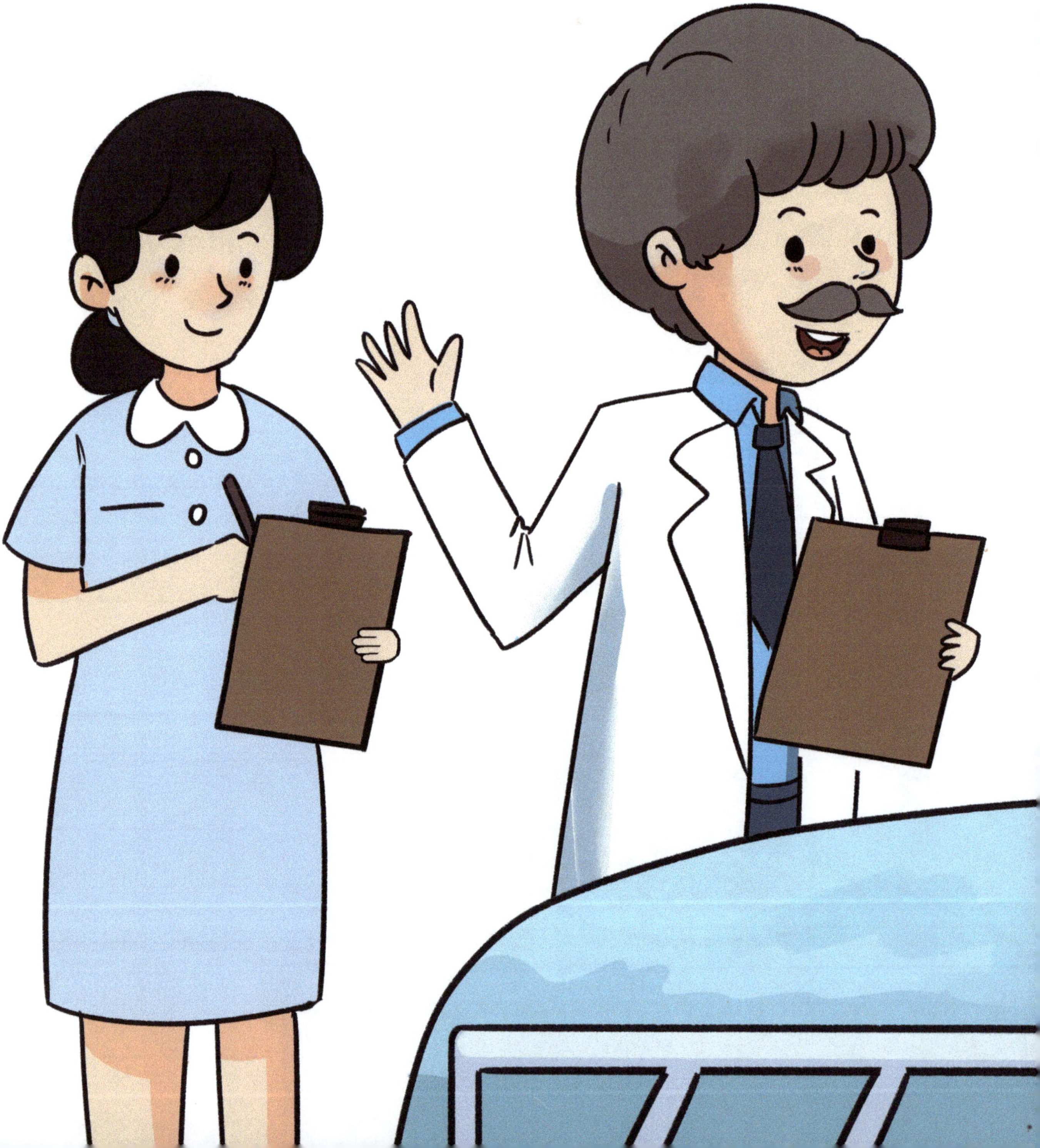

Il se peut que tu doives rester à l'hôpital après ton opération.

Tes parents ou ton tuteur pourront rester à tes côtés.

Tes médecins et tes infirmières veilleront à ta sécurité et à ton confort.

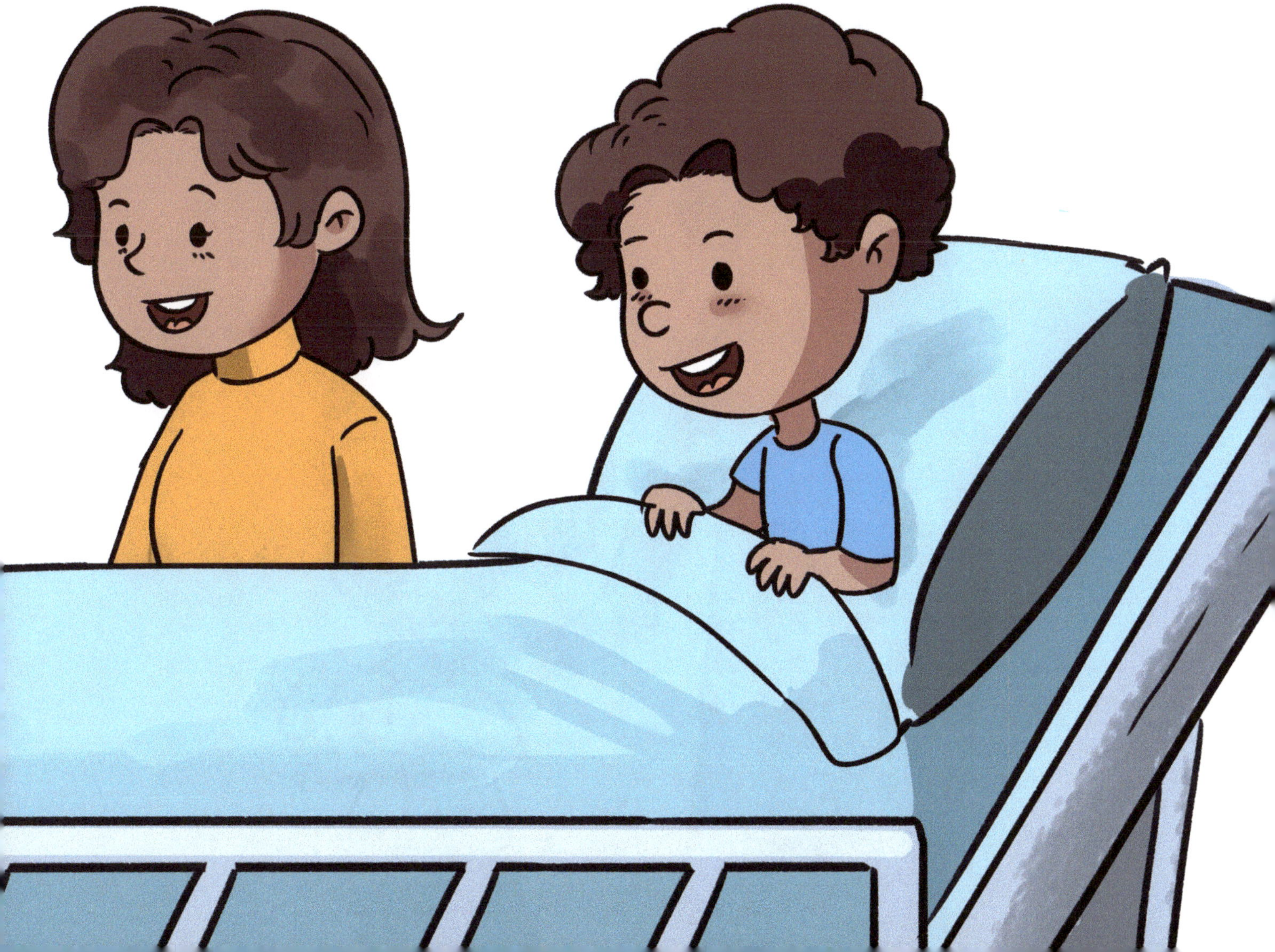

Avant même que tu t'en rendes compte,
tu pourras rentrer chez toi.

Ton aventure à l'hôpital touche à sa fin.

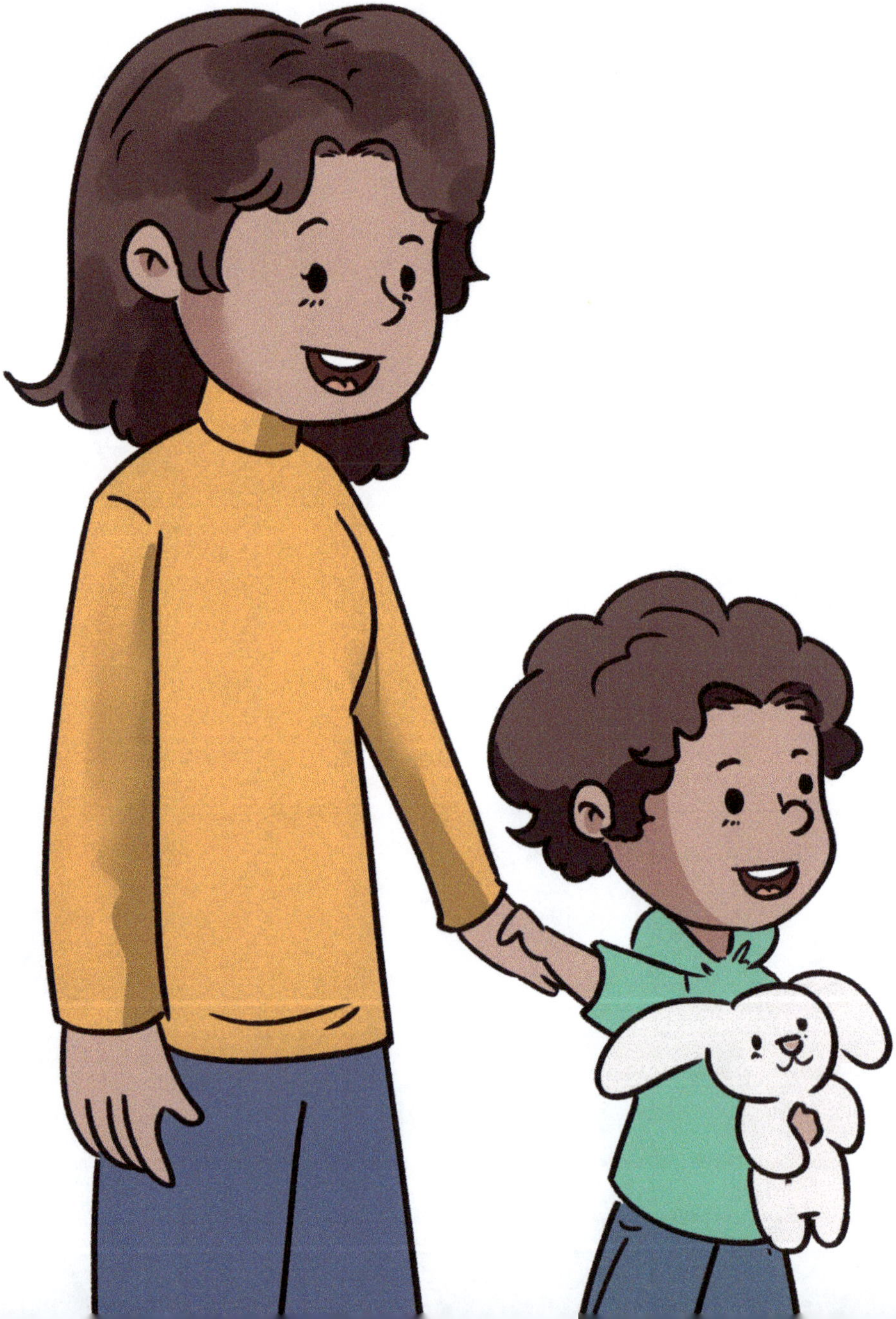

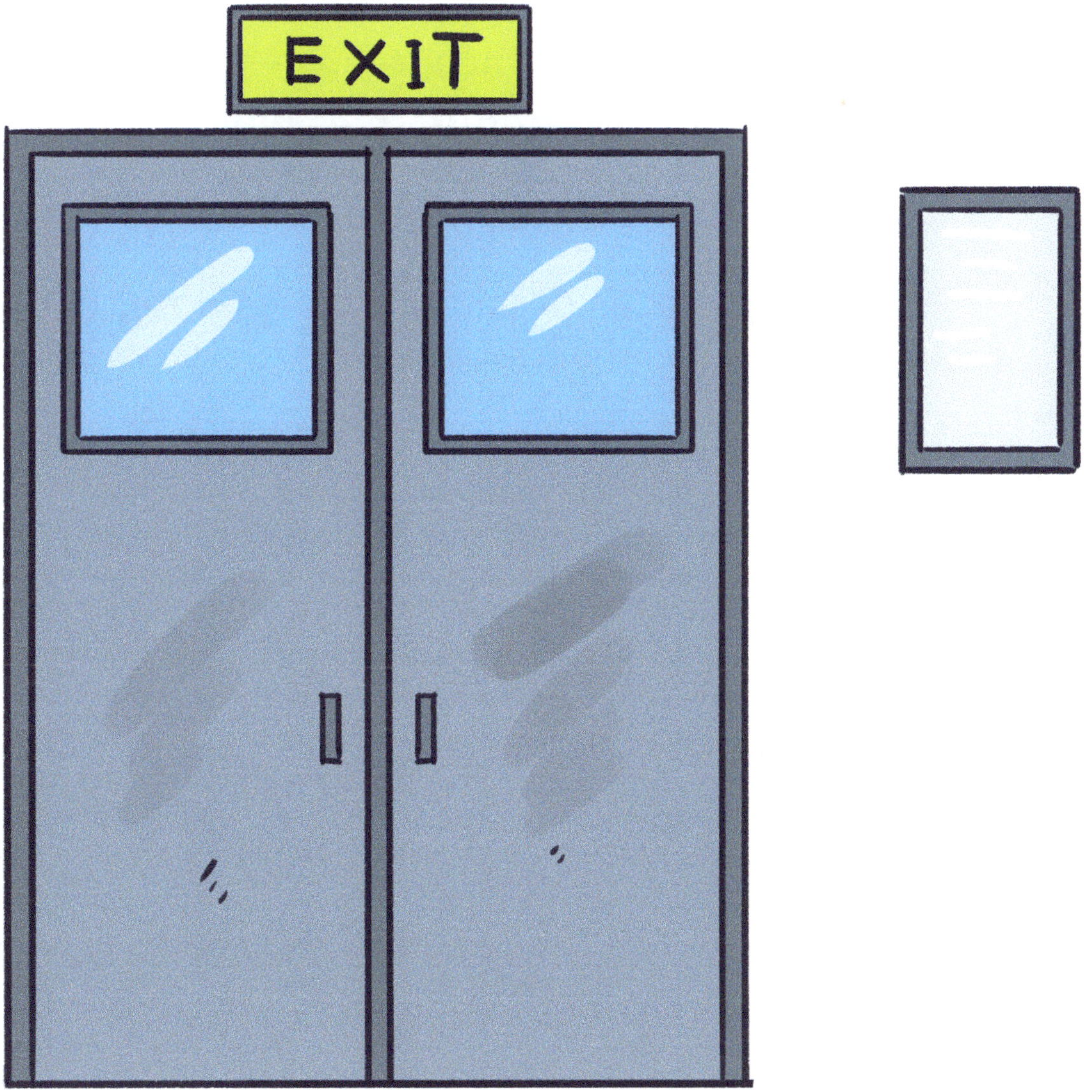

J'espère que tu t'es bien amusé à découvrir les lieux pendant ton séjour pour ton opération.

Tu pourras maintenant raconter à tes amis à quel point tu as été courageux et que tu es plus fort qu’avant.

Comment comptes-tu fêter ça ?

N'hésite pas à les dessiner ou à les noter ci-dessous.

Bon rétablissement !

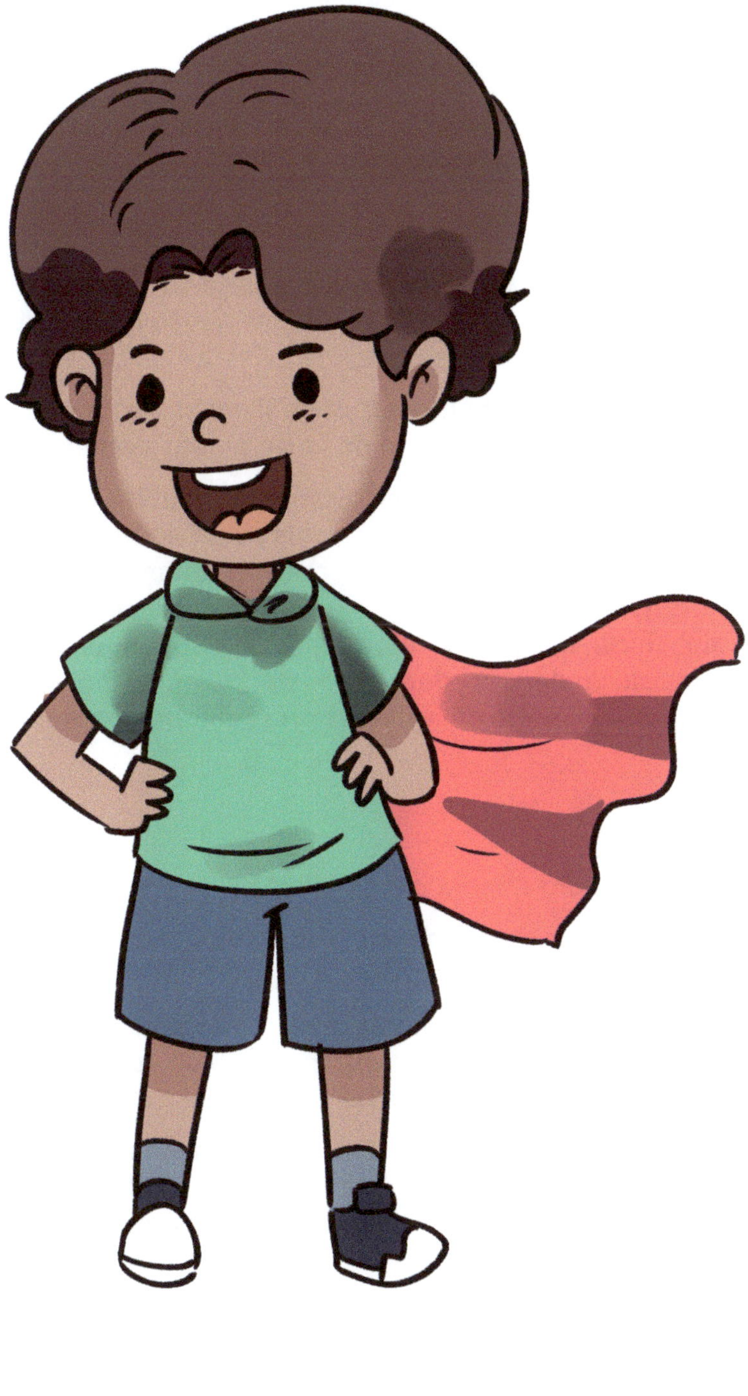

Conseils aux parents/tuteurs

Voici une liste des aliments et des boissons, ainsi que les délais correspondants à respecter entre le moment où votre enfant a fini de manger ou de boire et le début de son intervention chirurgicale (source : Société américaine des anesthésistes) :

Repas complet ou aliments gras : 8 heures
Lait infantile ou lait d'origine animale/végétale : 6 heures
Lait maternel : 4 heures
Liquides clairs : 2 heures

Les liquides clairs sont des liquides transparents ; on peut citer par exemple le jus de pomme (et non le cidre de pomme), l'eau, l'eau sucrée et le Pedialyte (et non le PediaSure). Le jus d'orange n'est pas un liquide clair.

Veuillez noter que chaque enfant est différent et qu'il est important de discuter et de confirmer les recommandations ci-dessus avec le médecin de votre enfant avant le jour de l'intervention.

- Si votre enfant prend régulièrement des médicaments, veuillez demander à son médecin des instructions concernant la prise de ces médicaments avant et après l'intervention chirurgicale.
- La mise en place du cathéter intraveineux (IV) chez les enfants de ce jeune âge s'effectue généralement une fois que votre enfant est endormi, dans la salle d'opération ou d'intervention.
- Le marquage du site chirurgical par le chirurgien peut s'appliquer ou non à votre enfant, selon le type d'intervention chirurgicale ou de procédure et sa latéralité (gauche, droite ou les deux côtés).
- Selon le type d'intervention, votre enfant peut présenter ou non une cicatrice visible.

Avertissement

Veuillez noter que les illustrations ne sont pas à l'échelle.

Cet ouvrage est destiné à des fins d'information, d'éducation et de développement personnel et ne doit en aucun cas se substituer à un avis médical.

Veuillez consulter le médecin de votre enfant s'il a besoin de soins médicaux et afin de vous assurer que les informations contenues dans cet ouvrage correspondent à son état de santé et à ses besoins. Je ne peux garantir que ce que vit votre enfant correspondra exactement à ce qui est décrit dans cet ouvrage.

L'auteur et l'éditeur ne peuvent être tenus responsables, ni directement ni indirectement, des dommages, pertes financières ou indemnités résultant des informations contenues dans cet ouvrage. En lisant cet ouvrage, les lecteurs acceptent de ne pas tenir l'auteur et l'éditeur pour responsables des pertes résultant d'erreurs, d'inexactitudes ou d'omissions contenues dans cet ouvrage.

Veuillez garder à l'esprit que l'expérience de votre enfant dépend du lieu, de l'établissement, de son état de santé et de l'équipe soignante. Veuillez utiliser cet ouvrage en complément des conseils du médecin de votre enfant. Merci.

Ce livre illustré a-t-il aidé votre enfant d'une manière ou d'une autre ?
Si oui, j'aimerais beaucoup que vous m'en parliez !

https://www.amazon.fr/gp/product-review/B0H7W36L6H

Pour découvrir d'autres titres, rendez-vous sur :

www.fzwbooks.com

Contactez l'auteur

email: books@fzwbooks.com
facebook/instagram: @FZWbooks

www.ingramcontent.com/pod-product-compliance
Lightning Source LLC
LaVergne TN
LVHW070911210926
848482LV00017B/1054
9798893182064